Mona Gaber
Zeinab Elsayed
Suzan Atteya

Contra o cancro colo-rectal

Mona Gaber
Zeinab Elsayed
Suzan Atteya

Contra o cancro colo-rectal

ScienciaScripts

Imprint
Any brand names and product names mentioned in this book are subject to trademark, brand or patent protection and are trademarks or registered trademarks of their respective holders. The use of brand names, product names, common names, trade names, product descriptions etc. even without a particular marking in this work is in no way to be construed to mean that such names may be regarded as unrestricted in respect of trademark and brand protection legislation and could thus be used by anyone.

Cover image: www.ingimage.com

This book is a translation from the original published under ISBN 978-3-659-85165-0.

Publisher:
Sciencia Scripts
is a trademark of
Dodo Books Indian Ocean Ltd. and OmniScriptum S.R.L publishing group

120 High Road, East Finchley, London, N2 9ED, United Kingdom
Str. Armeneasca 28/1, office 1, Chisinau MD-2012, Republic of Moldova, Europe
Printed at: see last page
ISBN: 978-620-8-34808-3

Índice

RECONHECIMENTO

Os meus sinceros agradecimentos devem ser dirigidos, em primeiro lugar, a ALLAH, por me ter ajudado a gerir as dificuldades com que me deparei na realização deste trabalho e por ter sempre cuidado de mim.

Estou profundamente grato à Dra. Suzan Atteya Abdel Sayed, Professora de Enfermagem Médico-Cirúrgica, Faculdade de Enfermagem, Universidade do Cairo, pela sua orientação, direcções e conselhos para a realização deste estudo.

A Dr.ª Zeinab Mohamed EL-Sayed, Professora do Departamento de Enfermagem Médico-Cirúrgica da Faculdade de Enfermagem da Universidade do Cairo, que me dedicou muito do seu tempo, esforço e apoio intensivo, orientação, encorajamento contínuo e conselhos para a realização deste estudo, merece um agradecimento especial.

Estou profundamente grato ao Dr. Mohamed Esam Taha, Professor de Cirurgia Geral da Faculdade de Medicina da Universidade do Cairo, pela sua gentileza, orientação, diretivas e conselhos para a realização deste estudo.

Um agradecimento especial é dedicado a todos os membros da equipa dos diferentes departamentos cirúrgicos do hospital Kasr el Aini.

Gostaria de aproveitar esta oportunidade para manifestar o meu apreço a todos os que me ajudaram na realização desta tese.

Por último, mas não menos importante, gostaria de agradecer a todos os doentes que participaram neste trabalho.

Por último, não há forma adequada de exprimir o meu profundo e genuíno apreço por todos os que me precederam.

Mona Gaber Mansour

factores que afectam a incidência do cancro colorectal no hospital universitário de el manial

العوامل المؤثره فى معدل الاصابة بسرطان القولون والمستقيم بمستشفى المنيل الجامعى

Mona Gaber Mansour (Licenciatura em Enfermagem),

Dr.ª Suzan Atteya Abed El-Saied, Dr.ª Zeinab Mohamed El-Sayed, Enfermagem Médico-Cirúrgica, Faculdade de Enfermagem, Universidade do Cairo e Prof. Dr. Mohamed Esam Taha, Cirurgia Geral, Faculdade de Medicina, Universidade do Cairo.

Resumo

Antecedentes: O cancro colorrectal é o segundo tipo de cancro mais frequente no mundo ocidental, o terceiro tipo de cancro mais frequente e a quarta causa de morte a nível mundial, com mais de um milhão de casos por ano. O cancro colorrectal é multifatorial na sua etiologia e pensa-se que resulta de um conjunto de factores relacionados com o hospedeiro, a dieta e outros estilos de vida que ocorrem ao longo de muitos anos. **Objetivo:** Identificar os factores que afectam a incidência do cancro colorrectal. **Amostra:** Uma amostra de conveniência de 50 pacientes adultos do sexo masculino e feminino com diagnóstico de cancro do cólon ou do reto. **Desenho:** Foi utilizado um desenho de investigação exploratório descritivo para atingir o objetivo do estudo. **Local:** As enfermarias cirúrgicas do Hospital Universitário El Manial. **Instrumento:** Para a recolha de dados, foi construído e desenvolvido pelo investigador um questionário com um plano de entrevistas, composto por duas partes principais: 1- Dados sócio-demográficos; 2- Dados de avaliação dos factores de risco. **Resultados:** Aproximadamente metade dos sujeitos do estudo (48%) tinha uma idade compreendida entre os 40 e os 59 anos. (62%) dos sujeitos do estudo eram donas de casa. No que diz respeito ao diagnóstico, o cancro do cólon e o cancro do reto representam (56%, 44%) respetivamente. (26%) dos indivíduos do estudo tinham antecedentes cirúrgicos, enquanto (46%) tinham antecedentes familiares de doenças colorrectais. No que diz respeito aos antecedentes medicamentosos, (18%) dos indivíduos do estudo tomavam medicamentos anti-hipertensores e (12%) usavam laxantes. No que diz respeito à exposição ambiental a poluentes, 46% dos indivíduos do estudo estavam expostos a radiações, enquanto 44% estavam expostos a insecticidas e/ou herbicidas. No que respeita à ingestão de água contaminada, (34%) referiram problemas no abastecimento de água. Relativamente ao IMC habitual, (30%) eram obesos de classe I, enquanto (16%) dos indivíduos do estudo eram obesos de classe II e (16%) eram obesos de classe III. **Conclusão:** A idade e a história familiar foram os factores não modificáveis mais comuns, enquanto a obesidade, o tabagismo e a exposição ambiental a poluentes foram os factores modificáveis mais comuns associados à incidência do cancro colorrectal. **Recomendação:** Sensibilizar a comunidade para a exposição ambiental a poluentes, a obesidade e o tabagismo como factores que afectam a incidência do cancro colorectal através de programas de educação para a saúde.

Palavras-chave: Factores de risco , incidência e cancro colorrectal

INTRODUÇÃO

As tendências da mortalidade por cancro são determinadas por alterações na exposição aos factores de risco (prevenção passiva e primária), pelo rastreio adequado (prevenção secundária) e pelo tratamento adequado (prevenção terciária). Para estabelecer prioridades para as agendas de prevenção do cancro em cada país, é necessário compreender quais são as principais causas evitáveis de cancro e dirigir os esforços de prevenção para elas, sempre que possível (Weiderpass, 2010). O cancro colorrectal é um dos cancros mais evitáveis. A deteção e a remoção dos pólipos adenomatosos, de onde surgem mais de 95% dos cancros colorrectais, reduzem o risco de ser diagnosticado ou de morrer desta doença (Bazensky, Shoobridge-Moran & Yoder, 2007).

O cancro colorrectal é o segundo cancro mais frequente no mundo ocidental, o terceiro cancro mais frequente a nível mundial, com mais de um milhão de casos por ano, e também a quarta causa de morte mais frequente a nível mundial (Jankowski, Sampliner, kerr & Fong , 2008). A nível mundial, o cancro do cólon e do reto é a terceira principal causa de cancro nos homens e a quarta principal causa de cancro nas mulheres. A frequência do cancro colorrectal varia em todo o mundo. É comum no mundo ocidental e raro na Ásia e em África. Nos países onde as pessoas adoptaram dietas ocidentais, a incidência do cancro colorrectal está a aumentar (Medicine Net.com, 2011).

O cancro colorrectal é o terceiro tipo de cancro mais comum no mundo, com 1,24 milhões de novos casos diagnosticados em 2008. Cerca de 95% dos cancros colorrectais são adenocarcinomas. A maior incidência de cancro colorrectal verifica-se na Austrália e na Nova Zelândia, na Europa Ocidental e na Europa do Sul; a menor incidência verifica-se na África Central e Ocidental e no Sul da Ásia Central (base de dados GLOBOCAN, 2008).

Estudos de investigação científica confirmaram que a incidência do cancro colorrectal no Egito varia entre 10 e 14%, de acordo com o estudo adotado pela Organização Mundial de Saúde, e continua a ser baixa em comparação com o Ocidente, mas tem vindo a aumentar significativamente nos últimos 10 anos, em resultado da alteração dos hábitos alimentares e da dependência do jejum - uma tradição do que está a acontecer no Ocidente. O cancro do cólon no Egito tornou-se um problema de saúde nacional porque afecta a era da idade produtiva e também infecta os jovens e representa o segundo nível de incidência de cancros a nível mundial e o terceiro na Europa e no Egito entre o terceiro e o quarto caranguejos

(Khlifa, 2011).

O Instituto Nacional do Cancro do Egito revelou que o cancro do cólon é o terceiro tipo de cancro mais perigoso que causa a morte no país. Abdel-Kader, em Abdel Salam, 2009, afirmou que os homens têm mais probabilidades de sofrer de cancro do cólon no Egito do que as mulheres, uma vez que este tipo de cancro se propaga a uma taxa mais elevada no sexo masculino. "Além disso, 30% dos doentes sofrem de cancro do cólon em idade precoce, com menos de 45 anos, o que é perigoso porque afecta a idade produtiva e, por conseguinte, tem graves repercussões económicas".

Abdul Kader in Abdel Salam (2010) acrescentou que a causa da propagação do cancro do cólon no Egito se deve "à mudança dos hábitos alimentares dos cidadãos, bem como à dependência da comida rápida, que contém gorduras saturadas, e à prevalência da obesidade". Além disso, o tabagismo é outra causa de propagação e os estilos de vida não incentivam o exercício físico e a diabetes de tipo II, o que indica que o cancro do cólon pode ser facilmente tratado se for diagnosticado precocemente, onde a taxa de sucesso do tratamento é elevada e pode atingir 90% nessa situação.

Almurshed (2009) referiu que os factores de risco para o cancro colorrectal incluem dietas de origem animal pobres em fibras e ricas em gordura, hipertrigliceridemia, inatividade física, índice de massa corporal (IMC) elevado, obesidade, diabetes mellitus de tipo 2, álcool e tabagismo.Por outro lado, os factores de proteção para o cancro colorrectal incluem a atividade física, o exercício regular, a idade mais jovem, o nível de escolaridade mais elevado, a terapia de substituição hormonal (estrogénio), a ingestão de cálcio, vitamina D, folato, algumas vitaminas e minerais antioxidantes, como o gama-tocoferol e o selénio, medicamentos anti-inflamatórios não esteróides e uma dieta diversificada que inclui iogurte e amidos resistentes.

Os dois exames de rastreio mais utilizados para detetar o cancro colorrectal são a sigmoidoscopia flexível (SF) e a colonoscopia, que examinam o cólon e o reto para detetar quaisquer pólipos ou lesões suspeitas. A colonoscopia virtual (colonografia por TC) é uma opção de rastreio relativamente nova para detetar o cancro colorrectal. Produz uma imagem colorrectal dupla ou tridimensional não invasiva e não requer sedação (Bazensky, Shoobridge-Moran, & Yoder, 2007).

Abdul Kader e Abdel Salam (2009) acrescentaram que o cancro do cólon se distingue de outros tipos de tumores porque responde na fase inicial à quimioterapia e ao tratamento, o que dá esperança aos doentes de que a recuperação é possível. Refere também que cerca de 50% das pessoas que sofrem de cancro sobrevivem graças à quimioterapia, que "duplicou a taxa de resposta de 30% para 60%, o que indica que o problema que o Egito enfrenta é o elevado custo deste tratamento.

É essencial que os enfermeiros, em qualquer contexto, compreendam as tendências da incidência, da mortalidade e das taxas de sobrevivência do cancro; que estejam bem informados sobre os factores de risco do cancro; e que aproveitem todas as oportunidades para ajudar as pessoas a seu cargo a reduzir o risco de cancro. Podem ter um impacto positivo na saúde dos seus doentes e da comunidade quando os seus conhecimentos estão actualizados e as suas mensagens são precisas e positivas. (varricchio, 2004).

Os enfermeiros têm a capacidade de atuar como agentes de mudança no reforço do controlo do cancro no âmbito dos sistemas que praticam, independentemente do tipo de contexto. Os enfermeiros podem participar numa série de actividades de controlo do cancro, tais como a educação dos doentes sobre o risco de cancro, a prevenção do cancro e a deteção precoce, bem como no desenvolvimento de políticas de apoio às actividades de controlo do cancro na prática (Ayres, 2009). Importância do estudo

Nos Estados Unidos (2010), o cancro colorrectal é o terceiro cancro mais comum diagnosticado tanto em homens como em mulheres. As estimativas mais recentes da American Cancer Society para o número de casos de cancro colorrectal são 102 900 novos casos de cancro do cólon (49 470 em homens e 53 430 em mulheres) e 39 670 novos casos de cancro do reto (22 620 em homens e 17 050 em mulheres). O cancro colorrectal é a terceira principal causa de morte relacionada com o cancro quando se consideram homens e mulheres separadamente, e a segunda principal causa quando se combinam os dois sexos. Prevê-se que cause cerca de 49 380 mortes em 2011.

O Professor de Oncologia e Diretor do Centro El-Qasr El-Aini para o tratamento de tumores, Yasser Abdul Kader, afirmou que o cancro do cólon representa entre 2% e 6% do total de casos de cancro registados anualmente no Egito. Afirmou ainda que o número de casos é três vezes superior nos homens do que nas mulheres. (Abdel Salam, 2010).

Enquanto hospital universitário no Egito, o Departamento de Estatística e Registos Médicos do hospital El Manial revelou que o número de doentes diagnosticados com cancro do cólon aumentou nos três anos seguintes (2007, 2008 e 2009), sendo de 85, 91 e 138 doentes, e o número de doentes diagnosticados com cancro do reto nos mesmos três anos foi de 43, 30 e 46.Nos primeiros nove meses do ano de 2010, o número de doentes com cancro do cólon era de 212 e o número de doentes diagnosticados com cancro do reto era de 64, pelo que se verifica um aumento evidente da incidência da doença do cancro colorrectal entre os egípcios.

Ao longo de muitos anos de experiência como instrutor clínico em diferentes enfermarias cirúrgicas, observou-se que o número de pacientes diagnosticados com cancro colorrectal aumentou. Por conseguinte, os dados derivados deste estudo podem ser utilizados para ajudar os prestadores de cuidados de saúde, especialmente os enfermeiros, a identificar os factores que afectam a incidência do cancro colorrectal entre os pacientes cirúrgicos. Espera-se também que os resultados deste estudo possam ajudar a garantir cuidados de enfermagem de elevada qualidade e a fornecer dados comprovados que melhorem o ensino e a investigação.

Objetivo do estudo

O objetivo do presente estudo é identificar os factores que afectam a incidência do cancro colorrectal entre os pacientes cirúrgicos do Hospital Universitário El-Manial.

Questão de investigação

Para atingir o objetivo do presente estudo, foi formulada a seguinte questão de investigação:

P-Quais são os factores que afectam a incidência do cancro colorrectal entre os pacientes cirúrgicos do hospital universitário de El Manial?

REVISÃO DA LITERATURA

A presente revisão está dividida em quatro subsecções. A primeira secção apresenta a anatomia e a fisiologia do cólon e do reto. A segunda secção apresenta a epidemiologia, a etiologia, os factores de risco e a fisiopatologia do cancro colorrectal. A terceira secção apresenta as manifestações clínicas e as complicações do cancro colorrectal. Por último, a quarta secção apresenta a gestão e o papel da enfermagem no cancro colorrectal.

Anatomia e fisiologia do intestino grosso

O intestino grosso tem cerca de 1,5 metros de comprimento e começa no lado inferior direito da cavidade abdominal, onde o íleo se junta ao ceco. A partir daí, o intestino grosso sobe pelo lado direito, cruza obliquamente para a esquerda e desce para a pélvis. Na sua extremidade distal, abre-se para o exterior do corpo sob a forma de ânus. O intestino grosso absorve água e electrólitos do quimo que permanece no tubo digestivo. Também reabsorve e recicla a água e os restos das secreções digestivas. O intestino grosso também forma e armazena as fezes. O intestino grosso é constituído pelo ceco, pelo cólon, pelo reto e pelo canal anal (Fig.1). O ceco, no início do intestino grosso, é uma estrutura dilatada, semelhante a uma bolsa, que pende ligeiramente para baixo da abertura ileocecal. Projetando-se para baixo a partir dele está um tubo estreito com uma extremidade fechada chamado apêndice vermiforme. O apêndice humano não tem função digestiva conhecida. No entanto, contém tecido linfático. O cólon está dividido em quatro porções - o cólon ascendente, o cólon transverso, o cólon descendente e o cólon sigmoide. O cólon ascendente começa no ceco e estende-se para cima, contra a parede abdominal posterior, até um ponto imediatamente inferior ao fígado. Aí vira bruscamente para a esquerda e torna-se o cólon transverso. O cólon transverso é a parte mais longa e mais móvel do intestino grosso. Está suspenso por uma prega de peritoneu e desce a meio, abaixo do estômago, à medida que o cólon transverso se aproxima do baço; vira abruptamente para baixo e torna-se o cólon descendente. Na borda da pélvis, o cólon descendente faz uma curva em forma de S chamada cólon sigmoide e torna-se o reto. O revestimento mucoso do cólon contém numerosas glândulas tubulares rectas chamadas criptas, que contêm muitas células caliciformes produtoras de muco. A camada muscular longitudinal do cólon não envolve completamente a parede intestinal, formando três bandas denominadas teniae coli. O reto situa-se junto ao sacro e segue geralmente a sua curvatura. Está firmemente ligado ao sacro pelo peritoneu e termina cerca de 5 centímetros abaixo da ponta do cóccix, onde se torna o canal anal. O canal anal é formado pelos últimos 2,5 a 4 centímetros do intestino grosso. A membrana mucosa do canal é dobrada numa série de seis a oito colunas anais longitudinais. Na sua extremidade distal, o canal abre-se para o exterior como ânus. Dois músculos esfíncteres protegem o ânus - um músculo esfíncter interno composto por músculo liso sob controlo involuntário e um músculo esfíncter anal externo composto por músculo esquelético sob controlo voluntário (Shier, Butler & Lewis, 2010).

A artéria mesentérica superior e depois pela artéria mesentérica inferior que se anastomosa com os vasos pudendos num grau menor no canal anal. A drenagem venosa do cólon direito dirige-se predominantemente para o lobo hepático direito e a do reto e do cólon esquerdo para o lobo hepático esquerdo, devido ao "fluxo" de sangue na veia porta. Os vasos linfáticos passam ao longo das respectivas artérias para as glândulas para-aórticas com glândulas mais pequenas localizadas na parede do cólon e a meio caminho entre esta e a aorta (Watson, 2006).

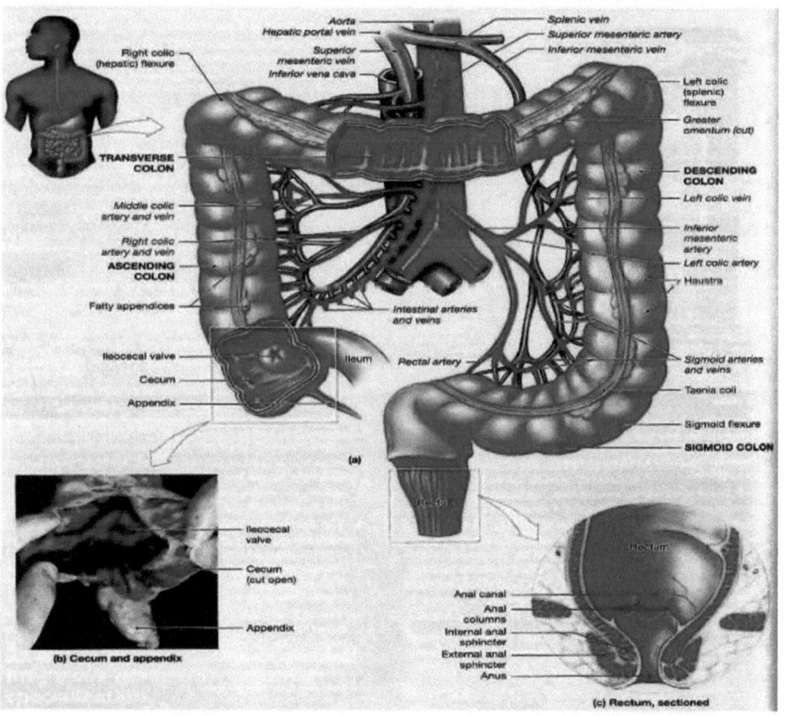

Figura (1) Anatomia do intestino grosso

Adotado de: Martini,F.H.,& Nath, J.L.,(2009) .Fundamentals of Anatomy& Physiology (8th ed., p.p 912) U.S.A. Pearson.

A irrigação sanguínea do cólon direito até ao cólon transverso distal faz-se através de

As funções do intestino grosso são a absorção de água e electrólitos e a excreção de fezes. O material que entra no intestino grosso é constituído por água, electrólitos, muito pouco material alimentar, celulose e bactérias. O material encontra-se num estado muito fluido. No cólon, a água e os electrólitos são rapidamente absorvidos, de modo que o material é rapidamente transformado numa pasta que contém a celulose e as bactérias. As muitas bactérias que normalmente habitam o intestino grosso, chamadas flora intestinal, decompõem algumas das moléculas que escapam às acções das enzimas digestivas humanas. Por exemplo, a celulose, um hidrato de carbono complexo presente nos alimentos de origem vegetal, passa pelo tubo digestivo quase inalterada, mas as bactérias do cólon podem decompor a celulose e utilizá-la como fonte de energia. Estas bactérias, por sua vez, sintetizam certas vitaminas, como a K, a B12, a tiamina e a riboflavina, que a mucosa intestinal absorve. A ação das bactérias no intestino grosso pode produzir gases intestinais (flatos) (Martini & Nath, 2009).

Epidemiologia do cancro colorrectal

Ao longo da última década, as taxas de incidência e mortalidade mantiveram-se estáveis ou diminuíram ligeiramente, provavelmente devido a um melhor rastreio, à remoção endoscópica de pólipos e à modificação de factores ambientais (por exemplo, dieta). Embora altamente tratável e muitas vezes curativo se for detectado precocemente, a sobrevivência varia muito no mundo ocidental e as diferenças reflectem provavelmente os diferentes estádios de diagnóstico e a terapêutica utilizada para tratar o CCR. Se for diagnosticado precocemente, a taxa de sobrevivência de cinco anos é de aproximadamente 90%; essa percentagem desce para 8% se for diagnosticado tardiamente (Bullard & Rothenberger, 2008).

Etiologia do cancro colorrectal

Setenta e cinco a oitenta por cento do CCR é esporádico ou afecta indivíduos de risco médio. Os restantes vinte a vinte e cinco por cento apresentam factores de risco conhecidos. O CCR hereditário tem duas formas bem descritas e afecta cerca de seis por cento da população com CCR. O cancro do cólon hereditário sem polipose (HNPCC) ou síndrome de Lynch é uma doença autossómica dominante rara, responsável por menos de cinco por cento de todos os CCR, sendo a síndrome de CCR hereditário mais comum, resultante de erros nos genes de reparação de incompatibilidades. A polipose adenomatosa familiar (PAF) é uma doença autossómica dominante rara, geneticamente relacionada com uma mutação no gene APC. Clinicamente, caracteriza-se pelo desenvolvimento de centenas, muitas vezes milhares, de pólipos adenomatosos em todo o intestino grosso após a puberdade. Os indivíduos com uma história familiar de CCR, mas sem síndromes hereditárias identificáveis ou anomalias genéticas específicas, são considerados portadores de cancro colorrectal familiar (CCF). O CCF ocorre em cerca de dez a quinze por cento dos doentes; o risco ao longo da vida parece aumentar com a história familiar (Daniels & Nicoll, 2011).

Factores de risco para o cancro colorrectal

As tendências da mortalidade por cancro são determinadas por alterações na exposição aos factores de risco (prevenção passiva a primária), no rastreio adequado (prevenção secundária) e no tratamento adequado (prevenção terciária) e, para definir prioridades para as agendas de prevenção do cancro em cada país, é necessário compreender quais são as principais causas evitáveis de cancro e dirigir os esforços de prevenção para elas, sempre que possível (Weiderpass, 2010).

Os investigadores descobriram vários factores de risco que podem aumentar a probabilidade de uma pessoa desenvolver pólipos colorrectais ou cancro colorrectal. Estes factores foram classificados em factores de risco não modificáveis e factores de risco modificáveis

Factores de risco não modificáveis

Idade

A probabilidade de diagnóstico de cancro colorrectal aumenta após os 40 anos de idade, aumenta progressivamente a partir dos 40 anos e aumenta acentuadamente após os 50 anos. Mais de 90% dos casos de cancro colorrectal ocorrem em pessoas com 50 anos ou mais. A taxa de incidência é mais de 50 vezes superior nas pessoas com idades compreendidas entre os 60 e os 79 anos do que nas pessoas com menos de 40 anos. No entanto, o cancro colorrectal parece estar a aumentar entre as pessoas mais jovens. De facto, nos Estados Unidos, o cancro colorrectal é agora um dos 10 cancros mais frequentemente diagnosticados entre homens e mulheres com idades compreendidas entre os 20 e os 49 anos (Haggar & Boushey, 2009).

Soliman, et al, (2005) analisaram os registos de doentes com cancro colorrectal tratados em 4 hospitais oncológicos no Egito durante um período de 3 a 10 anos. A sua análise mostrou que os doentes com menos de 40 anos representavam 35,6% de todos os doentes nos 4 hospitais oncológicos e que estas taxas eram semelhantes entre os hospitais e nos anos analisados. Mais de metade dos pacientes tinham tumores do reto e cerca de 90% dos cancros eram adenocarcinomas; 30,6% dos pacientes com menos de 40 anos, em comparação com 13,8% dos pacientes mais velhos, tinham tumores produtores de mucina. Este estudo confirmou a ocorrência de uma elevada taxa de cancro colorrectal em jovens egípcios. Hussein & Helal (2001) referiram que o Egito tem uma proporção invulgarmente elevada de cancro colorrectal de início precoce. Esta incidência em idade jovem pode dever-se a factores hereditários e/ou ambientais.

Khafagy, El-ghazaly, & El-shobaky (2000) recolheram dados retrospectivos dos registos dos doentes atendidos no hospital universitário de Mansoura, tendo a incidência máxima sido observada nas 5ª e 6ª décadas (a idade média era de 45 anos). 29% dos doentes tinham menos de 30 anos de idade, enquanto 26% tinham mais de 60 anos. O reto foi o local mais frequentemente envolvido (68% dos doentes), seguido do sigmoide.

Antecedentes pessoais de cancro ou pólipo adenomatoso

A investigação mostra que as mulheres que têm um historial de cancro do ovário, do útero ou da mama têm um risco ligeiramente superior de desenvolver cancro colorrectal. Além disso, um indivíduo com antecedentes de adenomas tem um risco acrescido de desenvolver cancro colorrectal do que um indivíduo sem antecedentes de adenomas. (De Jong , Morreau & Nagengast ,2005).

Doença inflamatória intestinal

A doença inflamatória intestinal (DII) é diferente da síndrome do intestino irritável (SII), que não implica um risco acrescido de cancro colorrectal. A doença de Crohn e a colite ulcerosa são doenças inflamatórias do intestino caracterizadas por períodos de remissão e recidiva. Ambas as doenças parecem ser uma resposta inflamatória a factores ambientais em indivíduos geneticamente susceptíveis. A colite ulcerosa está confinada ao cólon, enquanto a doença de Crohn pode afetar qualquer parte do trato gastrointestinal, desde a boca até ao ânus. Têm caraterísticas que se sobrepõem e partilham algumas estratégias de tratamento. Em alguns doentes, pode ser difícil distinguir a doença de Crohn do cólon da colite ulcerosa. As pessoas que sofrem de DII há muitos anos desenvolvem frequentemente displasia. Se uma pessoa tiver DII, o seu risco de desenvolver cancro colorrectal aumenta e poderá ter de ser rastreada para o cancro colorrectal a partir de uma idade mais precoce e com maior frequência (Enders,

2011).

Lukas (2010), num estudo sobre a doença inflamatória intestinal como fator de risco para o cancro colorrectal, referiu que os doentes com doença inflamatória intestinal (DII) de longa duração, colite ulcerosa (CU) e doença do cólon de Crohn (DC) têm um risco acrescido de carcinoma colorrectal (CCR).

História familiar de pólipo adenomatoso ou cancro colorrectal

Johns & Houlston (2001) concluíram que os familiares em primeiro grau de doentes com cancro colorrectal têm um risco duas a três vezes maior de contrair cancro colorrectal e pólipos adenomatosos. Segundo a American Cancer Society (2011), a maioria dos cancros colorrectais ocorre em pessoas sem história familiar de cancro colorrectal. No entanto, 1 em cada 5 pessoas que desenvolvem cancro colorrectal tem outros membros da família afectados por esta doença. As pessoas com história de cancro colorrectal ou de pólipos adenomatosos num ou mais familiares de primeiro grau (pais, irmãos ou filhos) correm um risco acrescido. O risco é quase o dobro nas pessoas com um único familiar de primeiro grau afetado. O risco é ainda maior se o familiar de primeiro grau for diagnosticado numa idade jovem, ou se mais do que um familiar de primeiro grau for afetado. As razões para o aumento do risco não são claras em todos os casos. Os cancros podem "correr na família" devido a genes herdados, a factores ambientais partilhados ou a uma combinação destes factores.

Samadder (2012) salientou que os familiares de primeiro, segundo e terceiro grau de indivíduos com cancro colorrectal tinham um risco acrescido de desenvolverem CRC - com a força da associação baseada no grau de parentesco, o "grau de parentesco" descreve a proporção de genes partilhados por dois familiares de sangue. O parente de primeiro grau de uma pessoa é um pai, um irmão ou um filho. Um parente de primeiro grau partilha cerca de metade dos seus genes com a pessoa. Um parente de segundo grau de uma pessoa é um tio, uma tia, um sobrinho, uma sobrinha, um avô, um neto ou um meio-irmão. Um parente de segundo grau partilha cerca de um quarto dos seus genes com a pessoa; enquanto um parente de terceiro grau de uma pessoa é um primo em primeiro grau, um bisavô ou um bisneto. Um parente de terceiro grau partilha cerca de um oitavo dos seus genes com a pessoa.

Síndromes hereditárias

Cerca de 5% a 10% das pessoas que desenvolvem cancro colorrectal têm alterações genéticas hereditárias que causam a doença. As duas síndromes hereditárias mais comuns associadas ao cancro colorrectal são a polipose adenomatosa familiar (FAP) e o cancro colorrectal hereditário sem polipose (HNPCC) (The American Cancer Society, 2011).

Polipose adenomatosa familiar (PAF). É uma doença hereditária em que uma pessoa desenvolve muitos crescimentos chamados adenomas (também chamados pólipos) no seu intestino (normalmente mais de 100), geralmente no final da adolescência. Sem tratamento, alguns destes adenomas irão certamente evoluir para cancro. O cancro do intestino devido à PAF ocorre frequentemente quando a pessoa tem 20, 30 ou 40 anos - por vezes até mais cedo. As pessoas afectadas pela PAF também podem ter problemas fora do intestino grosso, como cancro na parte superior do trato gastrointestinal (especialmente no duodeno), tumores desmóides e osteomas. A PAF é uma doença rara que representa menos de 1% de todos os cancros do intestino. Envolve uma mutação hereditária numa cópia do gene denominado gene da polipose adenomatosa coli (APC). Este gene parece funcionar como um gene supressor de tumores e está localizado no braço longo do cromossoma 5. Todas as pessoas nascem com duas cópias de um gene APC. A maioria das pessoas nasce com duas cópias corretas do seu gene APC; algumas pessoas nascem com uma cópia correta e uma cópia defeituosa do seu gene APC. Os filhos de indivíduos que têm uma falha numa cópia do gene APC têm 50/50 de hipóteses de herdar essa cópia defeituosa do gene. Quando existe um gene APC defeituoso numa família, pode observar-se um padrão de hereditariedade "autossómico dominante" (Diretory of Genetics Support Groups, 2005).

Cancro colorrectal hereditário sem polipose (HNPCC). É uma forma hereditária de cancro do intestino e é por vezes conhecida como "síndrome de Lynch". Provoca entre 1% e 4% de todos os cancros do intestino. O HNPCC caracteriza-se pelo aparecimento precoce de cancro do intestino, normalmente antes dos 50 anos de idade. As pessoas afectadas pelo HNPCC têm frequentemente um ou mais adenomas (pequenos crescimentos) no intestino, mas não têm o grande número de pólipos que ocorre nas pessoas com PAF. Os cancros que ocorrem fora do intestino grosso também podem ser uma caraterística do HNPCC. O mais comum é o cancro do endométrio (cancro do revestimento do útero), mas a síndrome também inclui cancros do ovário, do estômago, do intestino delgado, do trato renal, do cérebro e do trato biliar. O diagnóstico de HNPCC depende do registo preciso de uma forte história familiar de cancro. O HNPCC está associado a uma mutação hereditária numa cópia de um dos genes de um grupo de genes conhecidos como genes de reparação de erros de correspondência do ADN (MMR). Estes genes estão envolvidos na reparação de erros que podem ocorrer quando os genes são copiados para criar novas células. Quando um progenitor tem HNPCC devido a uma cópia defeituosa do gene MMR, pode observar-se um padrão de hereditariedade "autossómico dominante" na família. Os filhos de indivíduos que têm uma falha num gene de reparação de incompatibilidades têm 50/50 de probabilidades de herdar essa falha e de serem predispostos (ou susceptíveis) ao HNPCC. É importante saber que nem todas as pessoas que herdam uma cópia defeituosa de um gene de reparação de incompatibilidades associado ao HNPCC irão desenvolver cancro. O cancro só se desenvolverá se ocorrerem mutações na outra cópia do gene MMR, bem como nos outros genes

genes de "proteção contra o cancro" nas células do intestino ou noutras células durante a vida (Diretory of Genetics Support Groups, 2005).

Diabetes mellitus tipo II

Os doentes com diabetes mellitus têm um risco mais elevado de desenvolver cancro do cólon. Segundo os seus resultados, a diabetes é um fator de risco independente para os cancros do reto e do cólon. Uma pessoa com diabetes tem um risco 38% maior de desenvolver cancro do cólon em comparação com outras pessoas. Os doentes do sexo masculino com diabetes apresentam um risco 20% mais elevado de desenvolver cancro do reto. No entanto, os investigadores acrescentaram que não têm a certeza da causa da ligação entre a diabetes e o risco de cancro do cólon, pelo que não podem determinar o que pode ser feito a esse respeito. Alguns especialistas especulam que as hormonas podem estar a desempenhar um papel importante. Os doentes com diabetes têm níveis elevados de insulina (uma hormona), bem como níveis elevados de factores de crescimento, que ajudam as células, incluindo as células cancerosas, a crescer e a deslocar-se para outras partes do corpo.

Nordqvist (2011) citou Hiroki Yuhara e a sua equipa, que estudaram se a diabetes poderia estar ligada ao risco de cancro do cólon e/ou do reto. Descobriram que as pessoas com diabetes tinham 38% mais hipóteses de desenvolver cancro do cólon, em comparação com as pessoas sem diabetes. O aumento do risco de cancro do reto só foi detectado nos homens com diabetes - um risco 20% mais elevado.

Uma equipa de investigação liderada por médicos da Mayo Clinic descobriu que as mulheres idosas com diabetes correm um risco mais do dobro de contrair alguns tipos de cancro colorrectal. Os resultados estão a ser apresentados na Digestive Disease Week 2010, a reunião anual da American Gastroenterological Association. O cancro colorrectal continua a ser a terceira principal causa de morte por cancro entre as mulheres nos Estados Unidos. A diabetes foi identificada como um fator de risco de cancro do cólon, mas os mecanismos não são completamente compreendidos. Para este estudo de coorte de base populacional, os investigadores examinaram dados de 37.695 participantes do Iowa Women's Health Study (IWHS), que registou mulheres com idades compreendidas entre os 55 e os 69 anos em 1986 e continua em curso. Destas mulheres, 2361 referiram um diagnóstico de diabetes tipo II e 1200 desenvolveram cancro colorrectal. Para encontrar as ligações entre o cancro colorrectal e a diabetes, os investigadores trabalharam com laboratórios regionais de patologia para obter amostras de tecido tumoral de participantes no IWHS a quem foi diagnosticado cancro colorrectal. Associaram as amostras de tecido a outros dados do IWHS, procurando vias de cancro e factores de risco, e se esses factores de risco estavam associados a três marcadores moleculares diferentes: instabilidade de microssatélites (MSI), metilação de ilhas CpG (CIMP) e mutações do gene BRAF. "A diabetes foi mais fortemente associada aos subtipos de cancro com MSI elevado, CIMP positivo e mutações BRAF neste grupo de mulheres idosas", afirma o gastroenterologista da Mayo Clinic, Paul Limburg, Dr. Limburg explica que a diabetes parece conferir um risco mais de duas vezes superior para estes tumores definidos molecularmente, em comparação com mulheres sem diabetes (Noseworthy, et al. ,2010).

Meyerhardt et al., (2003) concluíram que tanto os estudos de caso-controlo como os estudos de coorte demonstraram que uma história de diabetes mellitus não insulino-dependente (NIDDM) eleva significativamente o risco de cancro colorrectal ao longo da vida de uma pessoa. Larsson, Giovannucci & Wolk (2005) referiram que os estudos epidemiológicos observaram um risco elevado de cancro colorrectal associado a concentrações elevadas de insulina circulante e de péptido C (um marcador da secreção de insulina). Sandhu, Luben & Khaw (2001) realizaram um estudo sobre a diabetes não insulino-dependente auto-referida, a história familiar e o risco de cancro colorrectal prevalecente e concluíram que foi encontrada uma forte associação positiva entre a DMNID e o cancro colorrectal prevalecente. Os seus dados indicam também que esta associação é modificada por uma história familiar de cancro colorrectal, com um risco quase cinco vezes maior nos participantes com história familiar e DMNID.

Yang , Hennessy & Lewis (2004) realizaram um estudo de coorte retrospetivo entre pacientes com um diagnóstico de diabetes mellitus tipo II com o objetivo de determinar se a terapia com insulina poderia aumentar o risco de cancro colorrectal entre os pacientes com diabetes mellitus tipo II e concluíram que a terapia crónica com insulina aumenta significativamente o risco de cancro colorrectal entre os pacientes com diabetes mellitus tipo II.

Factores de risco modificáveis

Vários factores relacionados com o estilo de vida têm sido associados ao cancro colorrectal. De facto, as ligações entre a dieta, o peso e o exercício físico e o risco de cancro colorrectal são das mais fortes para qualquer tipo de cancro.

Certos tipos de dietas

A carne. A Organização Mundial de Saúde determinou que os factores alimentares são responsáveis por pelo menos 30% de todos os cancros nos países ocidentais e até 20% nos países em desenvolvimento. Thorogood, Mann, Appleby & McPherson (1994) referem que quando os investigadores do cancro começaram a procurar ligações entre a dieta e o cancro, uma das descobertas mais notórias foi que as pessoas que evitavam a carne tinham muito menos probabilidades de desenvolver a doença. Chang-Claude , Frentzel-Beyme & Eilber (2002) Grandes estudos realizados em Inglaterra e na Alemanha mostraram que os vegetarianos tinham cerca de 40% menos probabilidades de desenvolver cancro do que as pessoas que comiam carne. Chang-Claude & Frentzel-Beyme (2003) concluíram que uma dieta rica em carnes vermelhas (carne de vaca, borrego ou fígado) e carnes processadas (cachorros-quentes e algumas carnes de almoço) pode aumentar o risco de cancro colorrectal e que cozinhar carnes a temperaturas muito elevadas (fritar, grelhar ou assar) cria substâncias químicas que podem aumentar o risco de cancro, mas não é claro em que medida isto pode contribuir para um aumento do risco de cancro colorrectal.

As Aminas Heterocíclicas (HCAs), uma família de compostos mutagénicos, são produzidas durante o processo de cozedura de muitos produtos animais, incluindo frango, carne de vaca, porco e peixe. Mesmo a carne que é cozinhada em condições normais de grelhar, fritar ou assar no forno pode conter quantidades significativas destes agentes mutagénicos. Em alguns estudos, o frango grelhado formou concentrações mais elevadas destas substâncias cancerígenas do que outros tipos de carne cozinhada (Skog, Johansson & Jagerstad, 2008). Robbana-Barnat, Rabache, Rialland & Fradin (2006) descobriram que as principais classes de aminas heterocíclicas incluem amino-imidazo-quinolinas ou amino-imidazo-quinoxalinas (coletivamente designadas por compostos do tipo IQ) e amino-imidazo-piridinas, como o PhIP. Os compostos de tipo IQ e PhIP são formados a partir de creatina ou creatinina, aminoácidos específicos e açúcares. Thiebaud, Knize, Kuzmicky, Hsieh & Felton (2005) referiram que todas as carnes (incluindo o peixe) são ricas em creatina e que a formação de HCA é maior quando a carne é cozinhada a altas temperaturas, como é mais comum nos grelhados ou na fritura. O consumo de carne bem passada e de PhIP tem sido associado a um maior risco de cancro da mama e de cancro do cólon. Um estudo recente de caso-controlo realizado na Universidade de Utah, que incluiu 952 indivíduos com cancro do reto e 1205 controlos, concluiu que os homens e as mulheres com maior consumo de carne processada ou bem cozinhada apresentavam um risco acrescido de cancro do reto (Murtaugh, Ma, Sweeney, Caan & Slattery , 2004)

Grelhar ou assar carne sobre uma chama direta resulta na queda de gordura sobre o fogo quente e na produção de chamas contendo hidrocarbonetos aromáticos policíclicos.

Os hidrocarbonetos aromáticos policíclicos (HAPs) aderem à superfície dos alimentos e quanto mais intenso for o calor, maior será a quantidade de HAPs presentes. Acredita-se que desempenham um papel significativo no cancro humano (Norat & Riboli, 2001).

Gordura saturada. Alexander, Cushing, Lowe, Sceurman & Roberts (2009) A associação entre a gordura total da dieta, incluindo os constituintes da gordura, como a gordura saturada, a gordura monoinsaturada, a gordura polinsaturada e o colesterol, e o risco de cancro colorrectal foi avaliada em numerosos estudos epidemiológicos. Os resultados destas investigações analíticas têm sido geralmente mistos. Enquanto alguns estudos relataram associações positivas, vários estudos observaram associações nulas e inversas. Numa análise conjunta de dados de 13 estudos de caso-controlo, verificou-se que o risco de cancro colorrectal aumentava significativamente com o aumento das categorias de consumo energético diário total. Na mesma análise, e após ajustamento para a ingestão total de energia, os investigadores não observaram qualquer evidência de um efeito independente da energia da gordura total da dieta ou de componentes específicos da gordura, com exceção do colesterol. De facto, muitas das associações entre homens e mulheres estavam na direção inversa. No relatório de 2007 do World Cancer Research Fund/American Institute for Cancer Research (WCRF/AICR) Food, Nutrition, Physical Activity, and the Prevention of Cancer: a Global Perspective (Alimentação, Nutrição, Atividade Física e Prevenção do Cancro: uma Perspetiva Global), concluiu-se que existia uma associação sugestiva limitada com o aumento do risco de cancro colorrectal com a ingestão de alimentos que contêm gordura animal. A gordura total e a gordura saturada, que tendem a ser substancialmente mais elevadas nos produtos de origem animal do que nos alimentos de origem vegetal, e o açúcar refinado, aumentam o risco de cancro do cólon.

Os ácidos biliares secundários são provavelmente parte do problema. Para absorver a gordura, o fígado produz bílis, que armazena na vesícula biliar. Após uma refeição, a vesícula biliar envia os ácidos biliares para o intestino, onde modificam quimicamente as gorduras ingeridas para que possam ser absorvidas. Infelizmente, as bactérias do intestino transformam estes ácidos biliares em substâncias promotoras de cancro, os chamados ácidos biliares secundários. As carnes não só contêm uma quantidade substancial de gordura, como também promovem o crescimento de bactérias que provocam a formação de ácidos biliares secundários cancerígenos. Acredita-se que os métodos de cozedura que promovem a formação de Aminas Heterocíclicas (HCAs) desempenham um papel significativo no risco de cancro colorrectal. Um estudo de caso-controlo realizado na Carolina do Norte, que analisou a ingestão de carne segundo o nível de cozedura, o método de cozedura e a estimativa da ingestão de HCAs em 620 doentes com cancro do cólon e 1038 controlos, concluiu que não só a ingestão de carne vermelha estava positivamente associada ao risco de cancro do cólon, como também a fritura era a forma mais arriscada de preparar a carne devido à elevada formação de HCAs (Butler et al., 2003) .

A evidência de uma associação entre a ingestão de gordura saturada ou de gordura animal e o risco de cancro colorrectal é muito forte. O teor total de gordura na alimentação parece estar relacionado com o principal fator alimentar no desenvolvimento do cancro colorrectal. As taxas de incidência aumentam acentuadamente em pessoas de áreas de baixa incidência para regiões com um elevado consumo de gordura. As evidências epidemiológicas não são claras quanto à relação causal entre os diferentes tipos de gorduras e a carcinogénese e os estudos experimentais em modelos animais podem apoiar as evidências humanas, mas, por si só, apenas podem sugerir uma ligação. Foram propostos vários mecanismos para explicar o efeito promotor de um regime alimentar rico em gorduras. Estes mecanismos incluem alterações induzidas por uma dieta rica em gorduras dos ácidos biliares secundários promotores de tumores (ácido desoxicólico e ácido litocólico) que induzem a proliferação celular e actuam como promotores do cancro do cólon, aumentando a atividade da ornitina descarboxilase epitelial do cólon, uma enzima limitadora da taxa de biossíntese de poliaminas e da proliferação celular. Outro mecanismo relacionado com a modulação da carcinogénese do cólon por gorduras alimentares elevadas é através da alteração da renovação dos fosfolípidos da membrana e da síntese de prostaglandinas. A gordura saturada é, de longe, o fator que mais contribui para a dieta ocidental e parece contribuir para aumentar a formação de tumores durante as fases de iniciação e de promoção (Lima & Gomes-da-Silva, 2007).

Inatividade física

Existem provas convincentes de que ser fisicamente ativo protege contra o cancro do cólon e também contra o excesso de peso ou a obesidade. Estima-se que a inatividade física cause anualmente 3,2 milhões de mortes em todo o mundo. A atividade física insuficiente é definida como menos de 30 minutos de atividade moderada cinco vezes por semana, ou menos de 20 minutos de atividade vigorosa três vezes por semana, ou equivalente. Os países de elevado rendimento têm mais do dobro da prevalência em comparação com os países de baixo rendimento, tanto para os homens como para as mulheres, sendo que 41% dos homens e 48% das mulheres são insuficientemente activos fisicamente nos países de elevado rendimento, em comparação com 18% dos homens e 21% das mulheres nos países de baixo rendimento (WHO Global Status Report NCDs 2010).

É muito provável que a atividade física influencie o desenvolvimento do cancro do cólon de várias formas. A atividade física pode proteger contra o cancro do cólon e o desenvolvimento de tumores através do seu papel no equilíbrio energético, no metabolismo hormonal, na regulação da insulina e na diminuição do tempo de exposição do cólon a potenciais agentes cancerígenos. Verificou-se também que a atividade física altera uma série de factores inflamatórios e imunitários, alguns dos quais podem influenciar o risco de cancro do cólon. Neste momento, ainda não é claro se a atividade física tem um efeito protetor para o cancro do reto, adenomas ou recorrência de pólipos (National cancer institute factsheet, 2009).

Obesidade

A incidência global da obesidade aumentou drasticamente nos últimos 50 anos. A obesidade é um fator de risco reconhecido no desenvolvimento de várias doenças, incluindo o cancro colorrectal. No entanto, atualmente, os mecanismos moleculares subjacentes à relação entre a obesidade e o cancro colorrectal são pouco conhecidos (Tselepis, 2009).

Foram sugeridos vários mecanismos possíveis para explicar a associação da obesidade com o aumento do risco de certos cancros:

- O tecido adiposo produz quantidades excessivas de estrogénio, cujos níveis elevados têm sido associados ao risco de cancro da mama, do endométrio e de alguns outros cancros.

- As pessoas obesas têm frequentemente níveis elevados de insulina e de fator de crescimento semelhante à insulina-1 (IGF-1) no sangue (uma condição conhecida como hiperinsulinemia ou resistência à insulina), que pode promover o desenvolvimento de determinados tumores.

- As células adiposas produzem hormonas, denominadas adipocinas, que podem estimular ou inibir o crescimento celular. Por exemplo, a leptina, que é mais abundante nas pessoas obesas, parece promover a proliferação celular, enquanto a adiponectina, que é menos abundante nas pessoas obesas, pode ter efeitos antiproliferativos.

- As células adiposas podem também ter efeitos diretos e indirectos sobre outros reguladores do crescimento tumoral, incluindo o alvo mamífero da rapamicina (mTOR) e a proteína quinase activada por AMP.

- As pessoas obesas têm frequentemente uma inflamação crónica de baixo nível, ou "subaguda", que tem sido associada a um maior risco de cancro.

Outros mecanismos possíveis incluem respostas imunitárias alteradas, efeitos no sistema do fator nuclear kappa beta e stress oxidativo (National cancer institute factsheet, 2012).

Fumar

O fumo do cigarro contém mais de quatro mil agentes químicos que incluem cerca de sessenta substâncias cancerígenas como o arsénico, alcatrão, cianeto, benzeno, formaldeído, metanol, monóxido de carbono, amoníaco, acetileno e chumbo. As substâncias cancerígenas presentes nos cigarros danificam genes importantes, alteram o ADN que

controlam o crescimento das células, fazendo-as crescer de forma anormal. A nicotina atinge o cérebro poucos segundos após a inalação e a pessoa fica viciada em produtos do tabaco. O monóxido de carbono ataca a hemoglobina dos glóbulos vermelhos. Isto impede que os glóbulos vermelhos afectados transportem oxigénio. O consumo prolongado de tabaco diminui os níveis de antioxidantes nos fumadores, o que impede a recuperação das células danificadas. Afecta o funcionamento do sistema imunitário e a pessoa pode correr um risco acrescido de desenvolver infecções respiratórias e outras.

O risco de desenvolver cancro depende dos seguintes factores:

- Número de cigarros fumados num dia
- Período de tabagismo
- Idade em que se começa a fumar
- O tipo de cigarro fumado

Os fumadores de longa duração têm mais probabilidades de desenvolver e morrer de cancro colorrectal do que os não fumadores. Fumar é uma causa bem conhecida de cancro do pulmão, mas algumas das substâncias cancerígenas são engolidas e podem causar cancros do sistema digestivo, como o cancro colorrectal. De acordo com a American Cancer Society, um estudo publicado em 2009 na revista "Cancer Epidemiology, Biomarkers and Prevention" encontrou provas suficientes para associar o consumo de cigarros a longo prazo a uma elevada incidência de risco de cancro colorrectal. Os participantes no estudo que fumaram durante 40 anos ou mais apresentaram um risco 50% maior de desenvolver cancro do cólon ou do reto do que os fumadores que deixaram de fumar antes dos 40 anos.

Fumar aumenta o risco de desenvolver cancro do cólon por duas razões principais. Em primeiro lugar, o fumo do tabaco inalado ou engolido transporta os agentes cancerígenos para o cólon. Em segundo lugar, o consumo de tabaco parece aumentar o tamanho dos pólipos. Existem novamente dois tipos de tabagismo baseados na forma como uma pessoa inala o fumo. São eles o tabagismo ativo e o tabagismo passivo. O tabagismo ativo é a inalação do fumo de charutos e cigarros. O tabagismo passivo é o não fumador que inala o fumo de outras pessoas. Este processo é também designado por tabagismo passivo ou involuntário. O tabagismo passivo é mais prejudicial do que o tabagismo ativo. No tabagismo passivo, tanto o fumo do cigarro como o fumo expirado pelo fumador são inalados pelo não fumador. As várias partículas químicas e carcinogénicas presentes no fumo do cigarro provocam perturbações relacionadas com o tabagismo semelhantes às que se desenvolvem num fumador ativo. (Myers, 2006)

Sharpe, Siemiatycki, & Rachet (2002) avaliaram os efeitos do tabagismo sobre o risco de cancro colorrectal de acordo com a localização anatómica; encontraram alguma sugestão de uma associação positiva fraca entre o consumo de cigarros e o cancro do cólon proximal, uma associação inversa com o cancro do cólon distal e nenhuma associação com o cancro rectal.

Exposição ambiental a poluentes

De acordo com o Departamento de Saúde e Serviços Humanos dos EUA, o cancro do cólon tem sido causado pela exposição a doses de radiação de cerca de 1.000 milisieverts (mSv). A exposição a menos de 200 mSv pode causar leucemia e cancro da tiroide, da mama e do pulmão. O cancro do fígado pode ser causado pela exposição a menos de 100 mSv de radiação (Myers, 2006). Rapiti et al, (2008) avaliaram o risco de desenvolvimento de cancros do cólon e do reto após o cancro da próstata em doentes irradiados e não irradiados e concluíram que os homens que são submetidos a radiação de feixe externo para o cancro da próstata podem ter um risco aumentado, embora ainda pequeno, de cancro do cólon em comparação com os homens que não recebem radiação para a sua doença.

Beck, (2011) "Herbicides Health Effects" afirma que a exposição a determinados herbicidas, em particular os da classe dos fenoxilados, resulta num risco acrescido de determinados cancros. Como seria de esperar, os agricultores e jardineiros estão entre os que correm maior risco, mas os vendedores técnicos, os agentes dos fabricantes e os trabalhadores da construção civil também correm um risco significativamente maior. O Journal of the National Cancer Institute (1992) implicou os herbicidas fenoxilados como agentes causadores ou contribuintes para os cancros do cólon, nariz, próstata, pâncreas, mama, pulmão e ovário.

Fisiopatologia do cancro colorrectal

Field & Lipton (2007) referem que: o cancro do cólon e do reto é predominantemente adenocarcinoma (95%). Pode começar como um pólipo benigno, mas pode tornar-se maligno, invadir e destruir os tecidos normais e estender-se às estruturas circundantes. As células cancerosas podem migrar para longe do tumor primário e espalhar-se para outras partes do corpo (mais frequentemente para o fígado, o peritoneu e os pulmões).

Enders (2011) acrescentou que; Os pólipos do cólon, ou adenomas, são neoplasias epiteliais benignas que surgem a partir das células epiteliais que revestem o cólon. Os pólipos do cólon são tradicionalmente divididos em 3 grupos: pólipos hiperplásicos, adenomas e síndromes de polipose. Os pólipos hiperplásicos representam cerca de 90% de todos os pólipos e são protuberâncias benignas. Têm normalmente menos de 0,5 cm de diâmetro. Os pólipos hiperplásicos ocorrem mais frequentemente na região rectosigmoideia durante a idade adulta. Os adenomas constituem aproximadamente 10% dos pólipos. A maioria dos pólipos (aproximadamente 90%) é pequena, normalmente com menos de 1 cm de diâmetro, e tem um pequeno potencial de malignidade. Os restantes 10% dos adenomas são maiores do que 1 cm e têm uma probabilidade de 10% de conter cancro invasivo.

Os adenomas são tradicionalmente divididos pela histologia em 3 tipos: tubulares, tubulovilosos e vilosos. Os adenomas tubulares são os mais comuns dos 3 tipos e podem ser encontrados em qualquer parte do cólon. Os adenomas vilosos ocorrem mais frequentemente na área rectal; tendem a ser maiores do que os outros dois tipos; e tendem a ter um aspeto não pedunculado, aveludado ou semelhante a uma couve-flor. Os adenomas vilosos estão associados às taxas de morbilidade e mortalidade mais elevadas de todos os pólipos. Podem causar síndromes hipersecretoras caracterizadas por hipocalemia e descarga mucosa profusa e podem albergar carcinoma in situ ou carcinoma invasivo mais frequentemente do que outros adenomas. Assim, o risco de progressão para carcinoma está relacionado tanto com o tamanho como com a histologia do adenoma. A forma ou estrutura grosseira do pólipo também é clinicamente significativa. Os pólipos com um pedúnculo são designados por pedunculados (Fig. 2).

Os pólipos sem pedúnculo são designados por sésseis. Os pólipos sésseis são mais preocupantes do que os grandes pólipos pedunculados por duas razões. Primeiro, o caminho para a migração de células invasivas do tumor para a submucosa e estruturas mais distantes é mais curto.

Em segundo lugar, a remoção endoscópica completa é mais desafiante e mais difícil de determinar. Os adenomas tubulovilosos têm uma mistura de elementos tubulares e vilosos.

As síndromes de polipose são condições hereditárias que incluem polipose adenomatosa familiar (PAF), cancro colorrectal hereditário sem polipose (uma designação incorrecta) (HNPCC)/Síndrome de Lynch, síndrome de Gardner, síndrome de Turcot, síndrome de Peutz-Jeghers, doença de Cowden, polipose juvenil familiar e polipose hiperplásica (Kumar, Abbas, Fausto & Aster, 2010) .

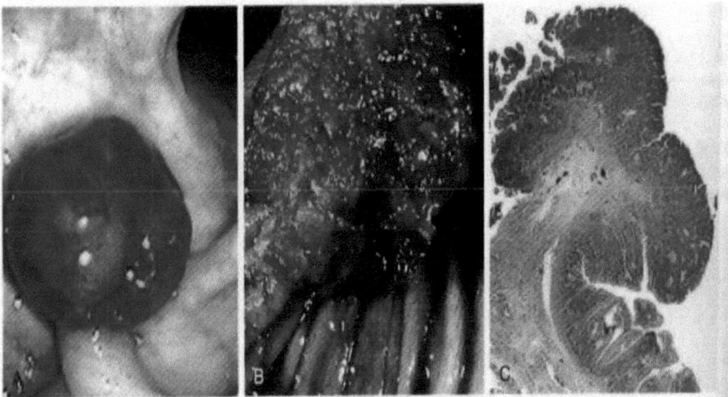

Figura (2) Adenomas do cólon.

A, Adenoma pedunculado (vista endoscópica). B, Adenoma com superfície aveludada. C, Fotomicrografia de baixa ampliação de um adenoma tubular pedunculado.

Adotado de: Kumar,V.,Abbas,A.K.,Fausto,N.,& Aster,J.C.(2010), Robbins and Cotran pathologic basis of disease, (8th ed, Pp 820) Saunders,China.

Swaminathan (2009) descobriu que todos os cancros humanos surgem de uma única célula anormal. Este fenómeno é designado por proliferação monoclonal. Existem normalmente quatro conjuntos de genes que são responsáveis pelo crescimento e diferenciação normais das células 1- Protooncogenes (genes que promovem o crescimento e a diferenciação normais das células) 2- Antioncogenes (genes que normalmente inibem o crescimento de um tumor) 3- Genes reguladores da apoptose 4- Genes de reparação do ADN. A neoplasia pode ocorrer devido a qualquer um dos seguintes mecanismos: Ativação de protooncogenes para um oncogene, deleção ou ausência de um antioncogene, anormalidades em genes que regulam a apoptose podem retardar a morte celular e ausência de genes de reparação do DNA. Estas altrações podem ser induzidas quer por agentes físicos como a radiação, quer por agentes químicos como os medicamentos anticancerígenos, as aminas aromáticas policíclicas ou agentes biológicos como alguns vírus.

Do ponto de vista genético, o cancro colorrectal representa uma doença complexa e as alterações genéticas estão frequentemente associadas à progressão de uma lesão pré-maligna (adenoma) para um adenocarcinoma invasivo. A transformação do epitélio normal do lúmen intestinal em pólipo adenomatoso e em carcinoma é uma sequência de eventos conhecida como sequência do adenomacarcinoma (Fig.3). O evento inicial é uma mutação do APC (gene da polipose adenomatosa) que foi descoberto pela primeira vez em indivíduos com polipose adenomatosa familiar (PAF). A proteína codificada pelo APC é importante na ativação do oncogene c-myc e da ciclina D1, que conduz à progressão para um fenótipo maligno. Embora a PAF seja uma síndrome hereditária rara, responsável por apenas cerca de 1% dos casos de cancro do cólon, as mutações na APC são muito frequentes nos cancros colorrectais esporádicos. Para além das mutações, os eventos epigenéticos, como a metilação anormal do ADN, podem também provocar o silenciamento de genes supressores de tumores ou a ativação de oncogenes, comprometendo o equilíbrio genético e conduzindo, em última análise, à transformação maligna. Outros genes importantes na carcinogénese do cólon incluem o oncogene KRAS, a perda de heterozigotia (LOH) do cromossoma 18, que leva à inativação do gene SMAD4 (DPC4), e os genes supressores de tumor DCC (deletados no cancro do cólon). A deleção do braço cromossómico 17p e as mutações que afectam o gene supressor de tumores p53 conferem resistência à morte celular programada (apoptose) e pensa-se que são eventos tardios na carcinogénese do cólon. Este fenótipo tem sido associado a mutações em genes como o MSH2, MLH1 e PMS2 (Fig.4). Estas mutações resultam na chamada instabilidade de microssatélites de alta frequência (H-MSI), que pode ser detectada com um ensaio de imunocitoquímica. A H-MSI é uma caraterística da síndrome do cancro do cólon hereditário sem polipose (HNPCC, síndrome de Lynch), que é responsável por cerca de 6% de todos os cancros do cólon. A H-MSI também se encontra em cerca de 20% dos cancros do cólon esporádicos (Dragovich, 2011).

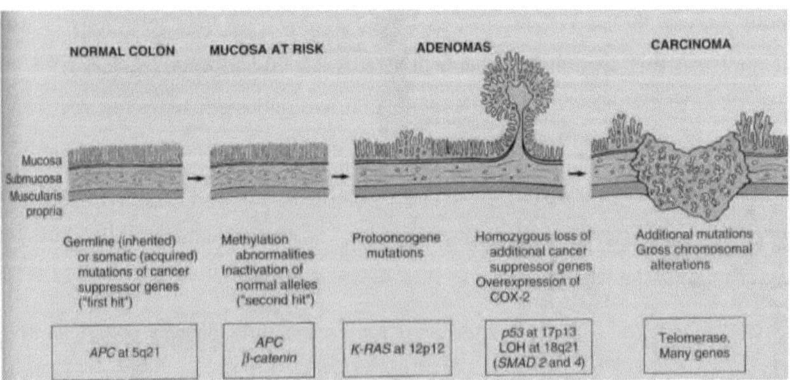

Figure (3) Alterações morfológicas e moleculares na sequência adenoma-carcinoma. Adotado de: Kumar,V., Abbas,A.K., Fausto,N., & Aster,J.C.,(2010), Robbins and Cotran pathologic basis of disease, (8th ed, Pp 823) Saunders, China.

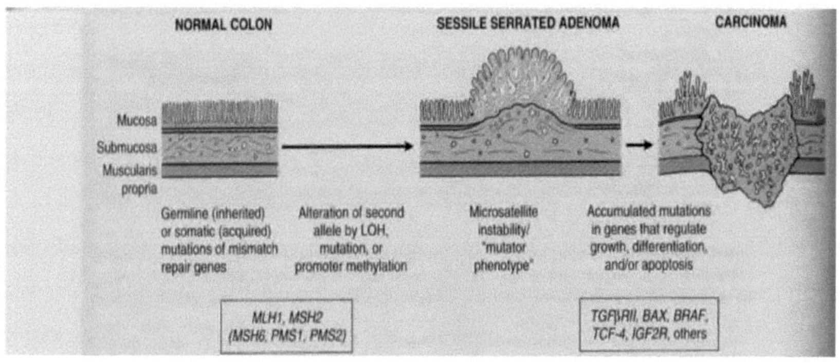

Figure (4) Alterações morfológicas e moleculares na via de reparação de incompatibilidade da carcinogénese do cólon. Adotado de: Kumar,V., Abbas,A.K., Fausto,N.,& Aster,J.C.,(2010), Robbins and Cotran pathologic basis of disease, (8th ed, Pp 824) Saunders, China.

Manifestações clínicas do cancro colorrectal

Os sintomas são em grande parte determinados pela localização do cancro, pela fase da doença e pela função do segmento intestinal em que se encontra. O sintoma mais comum é a alteração dos hábitos intestinais. A passagem de sangue nas fezes é o segundo sintoma mais comum. Os sintomas também podem incluir anemia inexplicável, anorexia, perda de peso e fadiga. Os sintomas mais frequentemente associados às lesões do lado direito são a dor abdominal surda e a melena (ou seja, fezes pretas e alcatroadas). Os sintomas mais comuns associados às lesões do lado esquerdo são os associados à obstrução (ou seja, dor e cólicas abdominais, estreitamento das fezes, obstipação e distensão), bem como sangue vermelho vivo nas fezes. Os sintomas associados às lesões rectais são tenesmo (ou seja, esforço ineficaz e doloroso para defecar), dor rectal, sensação de evacuação incompleta após um movimento intestinal, alternância entre obstipação e diarreia e fezes com sangue (Smeltzer, 2010).

Testes de diagnóstico do cancro colorrectal

Atualmente, existem vários tipos de testes de rastreio que permitem detetar o cancro do cólon. Se os pólipos benignos puderem ser detectados precocemente e removidos, a probabilidade de desenvolver tumores cancerosos é muito menor. O primeiro tipo de teste é a pesquisa de sangue oculto nas fezes (FOBT), que detecta a presença de sangue nas fezes, o que pode ser um sinal de que existem pólipos grandes no cólon. Normalmente, o teste é dado ao doente para ser efectuado em casa. São colhidas amostras de fezes de três evacuações separadas, que são enviadas para o laboratório para serem examinadas. Se for detectado sangue, é recomendada uma colonoscopia. Sugere-se que este exame seja efectuado anualmente para pessoas com mais de 50 anos de idade e mais cedo para pessoas com antecedentes familiares de cancro do cólon (CDC, 2005). A utilização regular da pesquisa de sangue oculto nas fezes pode "reduzir o risco de morte por cancro colorrectal em 15% - 33%". A deteção precoce de pólipos grandes no cólon através do rastreio FOBT também pode diminuir a incidência de cancro colorrectal em cerca de 20%. O próximo tipo de teste de rastreio é designado por sigmoidoscopia flexível. Neste caso, um médico ou outro membro de uma equipa médica com formação utiliza um tubo flexível e iluminado para examinar a parte inferior do cólon e o reto. O tubo, também chamado sigmoidoscópio, "tem cerca de 60 cm de comprimento e consegue visualizar claramente cerca de um terço do cólon". Se o médico encontrar pólipos durante este exame, remove-os e recolhe também outras amostras de tecido. O médico pode até recomendar o seguimento com uma colonoscopia. No caso de cancros na parte inferior do cólon, um exame de sigmoidoscopia flexível pode reduzir o risco de morte por cancro colorrectal em cerca de 60% (American Cancer Society, 2005).

A colonoscopia é também uma ferramenta eficaz de rastreio do cancro do cólon. Este exame é semelhante à sigmoidoscopia, mas o instrumento utilizado é muito mais comprido e permite ao médico examinar o interior de todo o cólon. Tanto para a sigmoidoscopia como para a colonoscopia, o doente toma normalmente algum tipo de laxante no dia anterior ao exame para limpar o cólon e o reto para o exame. Durante uma colonoscopia, o médico pode remover pólipos utilizando um instrumento de fio longo. De acordo com o National Polyp Study, a realização regular de colonoscopias pode prevenir entre 76% e 90% de todos os cancros do cólon. Recomenda-se, para pessoas com mais de 50 anos, que as colonoscopias sejam efectuadas de 10 em 10 anos e sempre que necessário como seguimento devido aos resultados de um dos outros testes de rastreio. Existem outros testes de rastreio que podem ser utilizados (enema de bário ou exame rectal digital) mas, apesar de existirem todos estes testes de rastreio eficazes, o cancro colorrectal continua a ser uma das principais causas de morte por cancro nos Estados Unidos (American Cancer Society, 2005).

Colonoscopia virtual Os nomes técnicos de uma colonoscopia virtual são colonografia topográfica computorizada (CT) e colonografia por ressonância magnética (MR). Estes dois procedimentos de rastreio são formas relativamente novas de detetar pólipos e cancro. À semelhança de uma colonoscopia convencional, a colonoscopia virtual requer a utilização de uma preparação do cólon no dia anterior ao procedimento. Este procedimento limpa os resíduos do cólon e permite uma visão mais clara da parede do cólon. No início do exame, é introduzido um tubo fino no reto para insuflar o cólon. De seguida, o doente é conduzido através de um grande aparelho de imagiologia. A máquina produz então uma visão tridimensional do cólon gerada por computador. Este procedimento foi recentemente aprovado por várias organizações, incluindo a American Cancer Society, como uma forma precisa de localizar pólipos grandes. No entanto, pode não detetar alguns pólipos pequenos, bem como lesões planas, que têm maior probabilidade de se tornarem cancerosas. Este procedimento pode identificar um pólipo, mas não permite que o médico efectue uma biopsia ou remova um tumor. Se for detectado um tumor, o doente terá de efetuar uma colonoscopia convencional para confirmar os resultados iniciais e remover o tumor. A colonoscopia virtual é um desenvolvimento médico promissor, mas a colonoscopia convencional continua a ser o padrão de excelência (Stoppler, 2012).

Podem também ser realizados estudos do antigénio carcinoembrionário (CEA). Embora o CEA possa não ser um indicador muito fiável no diagnóstico do cancro do cólon, porque nem todas as lesões segregam CEA, os estudos mostram que os níveis de CEA são indicadores de prognóstico fiáveis. Com a excisão quase completa do tumor, os níveis elevados de CEA devem voltar ao normal no prazo de 48 horas, enquanto as elevações de CEA numa data posterior sugerem recorrência (Smeltzer, Bare, Hinkle & Cheever,2011).

Complicações do cancro colorrectal

O crescimento do tumor pode causar obstrução intestinal parcial ou total. A extensão do tumor e a ulceração nos vasos sanguíneos circundantes resultam em hemorragia. Podem ocorrer perfuração, formação de abcessos, peritonite, sépsis e choque (Smeltzer, Bare, Hinkle & Cheever, 2011).

Estadiamento e prognóstico

O prognóstico do CCR está relacionado com a profundidade da penetração do tumor (na parede intestinal), a presença ou ausência de envolvimento dos gânglios linfáticos e as metástases à distância. Os sistemas de estadiamento são utilizados para descrever a extensão anatómica do processo maligno e a sua precisão é crucial para a conceção de uma terapêutica adequada. O estadiamento pós-operatório é recomendado para estimar o prognóstico e para a tomada de decisões sobre a terapêutica adjuvante. O sistema mais antigo e mais frequentemente utilizado após a ressecção é o de Dukes (Fig. 5), que sofreu várias modificações (Smeltzer & Bare, 2010).

TNM Classification				Dukes' Classification
Stages	T	N	M	Stages
Stage 0	Tis	N0	M0	
Stage I	T1	N0	M0	A
	T2	N0	M0	B1
Stage II	T3	N0	M0	B2
	T4	N0	M0	B2
Stage III	T1, T2	N1 or N2	M0	C1
	T3, T4	N1 or N2	M0	C2
Stage IV	Any T	Any N	M1	D

Figura (5) Classificação do estadiamento TNM e classificação de Dukes do cancro colorrectal - sistema de estadiamento modificado Adotado de:Huether,S.E.,& McCance,K.L.,(2008).Understanding pathophysiology.St.Louis,MO;Mosby.

Tratamento do cancro colorrectal

A gestão do CCR requer o envolvimento de uma equipa multidisciplinar de prestadores de cuidados para assegurar o melhor resultado possível para o doente. O tratamento primário de escolha para o cancro colorrectal é a cirurgia. Após a recuperação pós-operatória, pode ser prescrita a utilização de radioterapia, quimioterapia e imunoterapia. Atualmente, recomenda-se a utilização de terapêutica adjuvante para melhorar os resultados dos doentes a longo prazo. O tipo de procedimento cirúrgico escolhido para tratar o CCR depende da localização do tumor na área colorrectal e do envolvimento dos órgãos adjacentes (Leafgreen , 2000). A colectomia transversa é o procedimento de escolha para uma lesão do cólon transverso médio-esquerdo. O cancro do cólon descendente/sigmoide é ressecado por uma hemicolectomia esquerda. A ressecção de um cancro no reto depende do nível da lesão. Um cancro no terço superior do reto pode normalmente ser removido com uma ressecção anterior baixa (LAR). A ressecção abdominoperineal é efectuada quando a função do esfíncter anal não pode ser preservada e o ânus tem de ser removido. A seleção do local da colostomia deve ser feita antes da cirurgia (Hampton & Bryant, 2002).

Embora a radioterapia (RT) não seja utilizada como tratamento primário do cancro do cólon, os pequenos cancros do reto podem ser tratados com radiação intracavitária, externa ou de implantação. Os agentes quimioterapêuticos, como o fluorouracilo (5-FU) e o ácido folínico (leucovorina) intravenosos, são utilizados no pós-operatório como tratamento adjuvante do cancro colorrectal. Quando combinada com radioterapia, a quimioterapia reduz a taxa de recorrência do tumor e prolonga a sobrevivência dos doentes com tumores do reto em estádio II e III (LeMone & Burke ,2008).

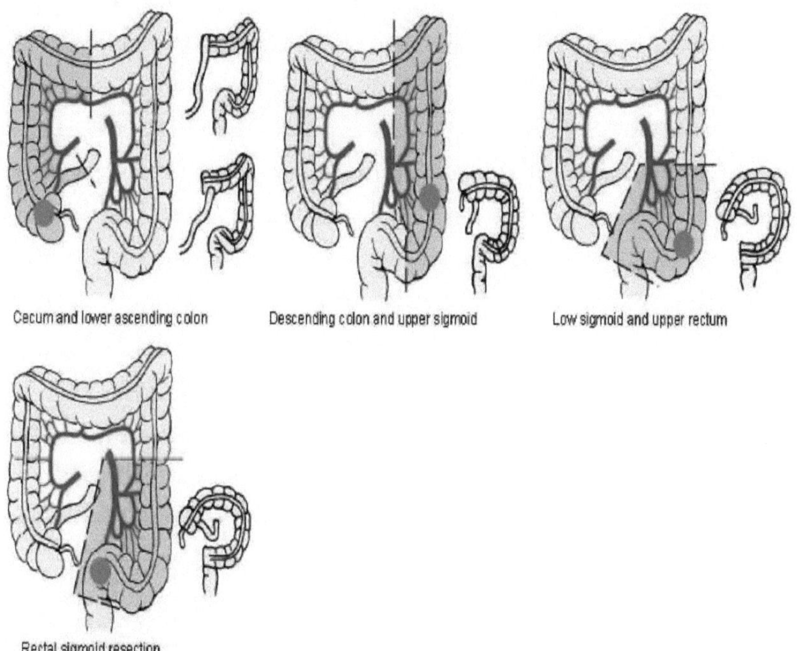

Figura (6) Exemplos de áreas onde o cancro pode ocorrer, a área que é removida e a forma como a anastomose é efectuada

Adotado de: Smeltzer,S.C., & Bare,B.,G., (2010). Brunner & Suddarth's Textbook of Medical Surgical Nursing, (10th ed). Lippincott, Philadelphia, Pp 1059

Gestão de enfermagem

O envolvimento dos enfermeiros é essencial na deteção e intervenção precoces para minimizar as complicações pós-operatórias. Após a cirurgia para o cancro colorrectal, estas complicações podem incluir infeção da ferida, fuga da anastomose, obstrução intestinal, retenção urinária e abcesso intra-abdominal. Os efeitos a longo prazo após uma ressecção abdominoperineal podem incluir disfunção sexual e impotência (Groenwald, & Frogge-Hansen, 2000).

O doente submetido a cirurgia para tratamento do cancro requer cuidados gerais de enfermagem perioperatória, bem como cuidados específicos relacionados com a idade do doente, a deterioração dos órgãos, os défices nutricionais e os distúrbios da coagulação e a alteração da imunidade, que podem aumentar o risco de complicações pós-operatórias. A combinação de outros métodos de tratamento, como a radioterapia e a quimioterapia, com a cirurgia também contribui para o aparecimento de complicações pós-operatórias, como a infeção, a cicatrização de feridas, a alteração da função pulmonar ou renal e o desenvolvimento de trombose venosa profunda. Nestas situações, o enfermeiro procede a uma avaliação pré-operatória exaustiva de todos os factores que podem afetar os doentes submetidos a procedimentos cirúrgicos. O doente submetido a cirurgia para diagnóstico ou tratamento de cancro está frequentemente ansioso quanto ao procedimento cirúrgico, possíveis achados, limitações pós-operatórias, alterações das funções normais do corpo e prognóstico. O paciente e a família precisam de tempo e assistência para lidar com as possíveis mudanças e resultados resultantes da cirurgia. O enfermeiro fornece educação e apoio emocional, avaliando as necessidades do doente e da família e explorando com o doente e a família os seus medos e mecanismos de resposta, encorajando-os a assumir um papel ativo na tomada de decisões, sempre que possível. Quando o doente ou a família perguntam sobre os resultados dos testes de diagnóstico e dos procedimentos cirúrgicos, a resposta do enfermeiro é orientada pela informação que o médico lhes transmitiu anteriormente. O doente e a família podem também pedir ao enfermeiro que explique e esclareça as informações que o médico lhes forneceu inicialmente mas que não compreenderam por estarem ansiosos na altura. É importante que o enfermeiro comunique frequentemente com o médico e com outros membros da equipa de cuidados de saúde para se certificar de que a informação fornecida é consistente. (Smeltzer & Bare, 2010)

As três principais abordagens à prevenção do cancro são: (1) educação, (2) regulação e (3) modificação do hospedeiro. As crenças de saúde de um indivíduo podem ser determinantes vitais para a prontidão de aprendizagem quando a informação é disponibilizada. As crenças que influenciam a eficácia da educação consistem na perceção individual da suscetibilidade ao desenvolvimento do cancro, nas crenças sobre as consequências nocivas ou benéficas dos comportamentos de estilo de vida e nas percepções sobre os benefícios da prevenção e da deteção precoce. Os métodos de regulamentação incluem, por exemplo, a proibição da venda de tabaco e de álcool a menores, a limitação do consumo de tabaco em locais públicos, a regulamentação da utilização de agentes cancerígenos fabricados, como o amianto, e a proibição de agentes cancerígenos nos alimentos. A modificação do hospedeiro visa alterar o ambiente interno do organismo para diminuir o risco de cancro ou para inverter um processo cancerígeno. Foram iniciados ensaios clínicos de possíveis vacinas para imunizar contra alguns tipos de cancro, incluindo o cancro do cólon e o cancro do pâncreas. Uma outra via para a modificação do hospedeiro que está a ser estudada em ensaios clínicos é a quimioprevenção. Este processo envolve a utilização de nutrientes não citotóxicos (não destruidores de células), agentes farmacológicos ou ambos para prevenir ou inverter a carcinogénese. Os indivíduos que utilizam agentes de quimioprevenção ou que participam em estudos de potenciais agentes de quimioprevenção devem estar dispostos a aceitar os efeitos secundários e os riscos adversos dos agentes (Black & Hawks, 2009).

As três actividades inter-relacionadas envolvidas na prevenção e no controlo do cancro são a prevenção, o rastreio e a deteção precoce. A prevenção primária envolve medidas para evitar ou reduzir a exposição a agentes cancerígenos. Os programas de rastreio ajudam a identificar populações e indivíduos de alto risco. A deteção precoce implica o diagnóstico de lesões pré-cancerosas ou de um cancro na sua fase mais precoce e tratável. As actividades de prevenção primária destinam-se a intervir antes do início das alterações patológicas. Ajudam a reduzir o risco de cancro através da alteração de comportamentos de estilo de vida que eliminam ou reduzem a exposição a agentes cancerígenos. A prevenção secundária, também designada por deteção precoce, oferece a oportunidade de diagnosticar lesões pré-cancerosas ou cancros em fase inicial antes que as manifestações se tornem imediatamente aparentes e permite um tratamento imediato. Os esforços de rastreio facilitam a deteção precoce. Os métodos de deteção precoce são: (1) Inspeção (2) Palpação, e (3) Utilização de testes ou procedimentos. Como resultado da deteção precoce, (1) as lesões pré-malignas podem ser detidas, removidas ou revertidas; ou (2) o tratamento do cancro pode ser iniciado mais cedo, muitas vezes quando o cancro se encontra numa fase mais passível de tratamento. O rastreio identifica grupos de alto risco de pessoas com maior probabilidade de ter cancro ou lesões pré-cancerosas (Black & Hawks, 2009).

O impacto psicológico e fisiológico nos doentes com cancro colorrectal e nas suas famílias resulta em alterações profundas nos seus estilos de vida. O cancro pode resultar em morte para alguns e em mutilação para outros. As lendas, o ambiente envolvente, as doenças malignas, muitas vezes centradas na sua incurabilidade, ajudam a fomentar sentimentos de desespero e pavor. No entanto, foram feitos muitos progressos em matéria de prevenção, deteção precoce e tratamento do cancro e a investigação continua nestas áreas, pelo que os enfermeiros oncológicos devem possuir uma ampla base de conhecimentos tanto no domínio da fisiopatologia como no domínio psicossocial. O enfermeiro de oncologia sente e desempenha o papel de prestador de cuidados, gestor, investigador, professor e consultor. Para prestar cuidados completos, o enfermeiro deve possuir conhecimentos precisos sobre a prevenção, o controlo e o tratamento do cancro. Os enfermeiros têm de ensinar sobre o cancro em todos os contextos. Para além do ensino, o enfermeiro tem um papel ativo nos programas de tratamento e controlo do cancro. Para ser eficaz como pessoa que ajuda, o enfermeiro deve estar consciente do impacto emocional que o diagnóstico de cancro tem no doente e na família, porque esta resposta emocional afecta todos os aspectos dos cuidados de enfermagem. A enfermagem oncológica desafia a criatividade, a competência e o empenho dos enfermeiros (Basavanthappa, 2009).

OBJECTO E MÉTODOS

O objetivo do presente estudo foi identificar os factores que afectam a incidência do cancro colorrectal no Hospital Universitário El-Manial.

Conceção

Para atingir o objetivo do estudo, foi utilizado um modelo de investigação exploratória descritiva. Trata-se de uma das concepções de investigação não experimental que constituem um meio eficaz de recolher uma grande quantidade de dados num período de tempo relativamente curto, sendo também útil porque muitos problemas interessantes não são passíveis de experimentação. A investigação descritiva divide-se em dois tipos principais: estudos descritivos correlacionais e estudos descritivos univariados, que podem ser de prevalência ou de incidência. O objetivo dos estudos descritivos é observar, descrever e documentar aspectos de uma situação, tal como ela ocorre naturalmente e, por vezes, servir de ponto de partida para a geração de hipóteses ou o desenvolvimento de teorias (Tendolkar, 2011).

Amostra

Foi recrutada para o estudo uma amostra de conveniência de 50 pacientes cirúrgicos adultos do sexo masculino e feminino com diagnóstico de cancro do cólon ou do reto admitidos nos serviços de cirurgia geral do Hospital Universitário El Manial durante um período de seis meses, de setembro de 2011 a fevereiro de 2012.

Definição

O estudo foi efectuado nas cinco enfermarias de cirurgia geral do Hospital Universitário El Manial. É a primeira escola nacional de medicina e também o maior hospital universitário de ensino do Egito.

Ferramenta

Os dados deste estudo foram recolhidos através de um questionário de entrevista que foi construído pelo investigador através da revisão da literatura atual disponível sobre os vários aspectos desta questão. O instrumento construído (Anexo A) é composto por duas partes principais:

Parte 1- Dados sociodemográficos: estes dados abrangem seis variáveis, nomeadamente idade, sexo, nível de educação, profissão, local de residência e diagnóstico.

Parte 2.1 - Dados de avaliação dos factores de risco: abrangia oito secções principais. Secção um: os sinais e sintomas actuais do TGI, por exemplo, dor abdominal, perda de peso, hemorragia rectal, obstipação crónica. Secção dois: antecedentes médicos pessoais, por exemplo, diabetes mellitus, problemas reprodutivos e testes de diagnóstico. Secção três: exposição anterior a cirurgia. Secção quatro: antecedentes familiares em matéria de doenças colorrectais, por exemplo, número de familiares afectados, grau de parentesco e idade no momento do diagnóstico. Secção cinco: medicamentos, por exemplo, anti-inflamatórios não esteróides, antidepressivos, laxantes e utilização de pílulas contraceptivas. Secção seis: tabagismo e exposição ambiental a poluentes, por exemplo, exposição a radiações, insecticidas e herbicidas. Secção sete: medidas antropométricas, por exemplo, índice de massa corporal habitual e atual. Finalmente, a secção oito: hábitos alimentares, por exemplo, consumo de carne vermelha, gorduras saturadas, fast food e malagueta.

Parte 2.2: Tipo de fezes de acordo com a escala de forma das fezes de Bristol , é uma ajuda médica desenvolvida pelo Dr. Ken Heaton na Universidade de Bristol (1997) para classificar a forma das fezes humanas em sete categorias e continua a ser utilizada como ferramenta de investigação para avaliar a eficácia dos tratamentos para várias doenças do intestino, bem como uma ajuda de comunicação clínica. Os tipos 1-2 indicam obstipação, sendo 3 e 4 as fezes ideais (especialmente estas últimas), uma vez que são fáceis de defecar e não contêm qualquer excesso de líquido, e 5, 6 e 7 tendem para a diarreia (Anexo B).

O instrumento foi submetido a um painel de cinco peritos no domínio da enfermagem médico-cirúrgica para testar a validade do conteúdo. Foram efectuadas alterações de acordo com a opinião do painel sobre a clareza das perguntas e a adequação do conteúdo.

Considerações éticas

Foi obtida uma autorização oficial do Comité de Ética da Faculdade de Enfermagem da Universidade do Cairo (Anexo D). Foi também obtida outra autorização oficial das autoridades hospitalares do Hospital Universitário El Manial. O sujeito do estudo a quem foi diagnosticado cancro do cólon ou do reto foi entrevistado individualmente, cara a cara, durante cerca de 15 minutos, para explicar a natureza e o objetivo do estudo. Depois disso, o investigador obteve um consentimento escrito dos doentes que concordaram em participar no estudo e o instrumento de recolha de dados foi preenchido, começando com os dados sociodemográficos, seguidos dos dados de avaliação dos factores de risco, o que demorou cerca de 30 a 45 minutos. O investigador sublinhou que a participação no estudo é inteiramente voluntária; o anonimato e a confidencialidade foram assegurados através da codificação dos dados e o abandono do estudo não afecta os cuidados prestados.

Estudo-piloto

Foi realizado um estudo-piloto em 10 doentes do objeto de estudo para testar a clareza e a aplicabilidade dos instrumentos de recolha de dados, tendo sido testada a adequação, o conteúdo, a redação e a ordem do instrumento. Foram feitas as alterações necessárias aos dados, acrescentando, por exemplo, a cor do sangue em caso de hemorragia rectal. Os dez doentes do estudo-piloto foram excluídos do estudo final.

Procedimento

Uma vez concedidas as autorizações oficiais para prosseguir com o estudo proposto, o investigador avaliou todas as enfermarias de cirurgia geral para testar a disponibilidade dos sujeitos do estudo, seguindo-se um estudo piloto em dez doentes para testar a clareza e a aplicabilidade do instrumento de recolha de dados construído. O sujeito do estudo que preenchia os critérios foi entrevistado individualmente durante cerca de 15 minutos para explicar a natureza e o objetivo do estudo e, em seguida, foi obtido o consentimento escrito dos doentes que aceitaram participar no estudo.Os dados demoraram cerca de 30 a 45 minutos para cada paciente, durante este tempo, uma avaliação antropométrica foi feita medindo o peso e a altura para calcular o índice de massa corporal usando a fórmula de (Wt kg/H^2 m) e os resultados do IMC foram categorizados de acordo com a respectiva classificação da OMS (2006) (Apêndice C). a duração total da coleta de dados foi de seis meses divididos em dois dias / semana durante o ano letivo de 2011-2012. Durante a apresentação dos dados, o investigador apresenta apenas os sujeitos do estudo que respondem às questões do estudo apenas com "sim".

Análise estatística

Após a conclusão da recolha de dados através do instrumento anteriormente mencionado, os dados foram computados e analisados. A análise dos dados foi efectuada com recurso ao Statistical Package for Social Sciences (SPSS). O investigador verificou a exatidão de todos os dados introduzidos, comparando-os com os dados originais em bruto de cada doente. Foi adotado um nível de probabilidade de 0,01 e 0,05 como nível de significância para todos os testes estatísticos efectuados. Os seguintes testes estatísticos foram utilizados de acordo com o número de doentes participantes: (a) Distribuição de frequências e percentagens para todas as variáveis (b) Média e desvio padrão para descrever a tendência central e a medida de dispersão para algumas variáveis.

RESULTADOS E ANÁLISE DE DADOS

O objetivo deste estudo foi identificar os factores que afectam a incidência do cancro colorrectal entre os pacientes cirúrgicos do Hospital Universitário El-Manial. O número total da amostra do estudo foi de 50 pacientes cirúrgicos adultos com diagnóstico de cancro do cólon ou do reto.

Para cumprir o objetivo deste estudo, os dados obtidos a partir do instrumento concebido foram analisados, tabulados e apresentados na sequência seguinte:

Primeira secção: Abrange os dados **sócio-demográficos** dos sujeitos do estudo, tais como: idade, sexo, nível de escolaridade, profissão, local de residência e diagnóstico (Quadro 1).

Segunda secção: Esta secção apresenta os dados de avaliação dos factores de risco, que incluem oito partes principais: Os sinais e sintomas actuais do TGI, história médica pessoal, exposição anterior a cirurgia, história familiar de doenças colorrectais, medicamentos, exposição ambiental a poluentes, medidas antropométricas e hábitos alimentares do doente que abrangem (carne vermelha, gordura saturada, consumo de fast food, ingestão de pimenta). (Tabela 2.1 a 17). Escala da forma das fezes de Bristol. (Tabela 2.2).

Terceira secção : Representa os factores mais comuns que afectam a incidência do cancro colorrectal relacionados com a idade, a história do doente, os medicamentos, a exposição ambiental a poluentes e os hábitos alimentares do doente (Fig. 7, 8 e 9).

Primeira secção: Dados sócio-demográficos

Tabela (1): Distribuição de frequências e percentagens dos dados sociodemográficos dos indivíduos do estudo (N=50).

Variáveis	Frequência	%	$\bar{X}$ + SD
Idade /ano			
20 -	19	38.0	43.9+13.49
40 -	24	48.0	
60 ≤ 70	7	14.0	
Género			
Masculino	13	26.0	
Feminino	37	74.0	

Ocupação		
Trabalhos de escritório	4	8.0
Obras literárias	15	30.0
Mulher doméstica	31	62.0
Nível de escolaridade		
Não sabe ler nem escrever	29	58.0
Ler e escrever	3	6.0
Primário/secundário	15	30.0
escola	3	6.0
Ensino universitário		
Residência		
Rural	25	50.0
Urbano	25	50.0
Diagnóstico		
Cancro do cólon	28	56.0
Cancro do reto	22	44.0

Tabela (1): A tabela também revela que a maioria dos indivíduos do estudo (74%) eram do sexo feminino, enquanto (26,0%) eram do sexo masculino. No que diz respeito à ocupação dos doentes, (62%) dos indivíduos do estudo eram donas de casa e (30%) trabalhavam literalmente, enquanto (8%) trabalhavam em escritórios.

Relativamente ao nível de escolaridade, (58%) dos indivíduos do estudo não sabem ler nem escrever e (30%) têm o ensino primário/secundário, ao passo que o ensino superior e o ensino superior representam a mesma percentagem (6%) dos indivíduos do estudo. Relativamente ao local de residência, metade dos indivíduos do estudo eram residentes na zona urbana (50%), enquanto a outra metade (50%) era residente na zona rural. No que diz respeito ao diagnóstico, o cancro do cólon e o cancro do reto representam (56%, 44%) dos participantes no estudo, respetivamente.

* Os números não são mutuamente exclusivos; alguns doentes tinham múltiplos sinais e sintomas

Tabela (2.2): Distribuição de frequências e percentagens dos tipos de fezes de acordo com a escala de formas de fezes de Bristol

Variáveis	Frequência	%

Aparecem em pedaços separados e duros, semelhantes a nozes.	12	24
	4	8
Aspeto semelhante ao da salsicha, mas com grumos.	9	18
Semelhante a uma salsicha, mas com fendas na superfície.	15	30
	10	20

Tabela (2.1): Mostra que os sinais e sintomas mais comuns foram a hemorragia rectal, a dor abdominal, a perda de peso e os gases abdominais, representando (80%, 78%, 72% e 68%), respetivamente, seguidos da vontade de defecar e das hemorróidas, representando (38%, 26%), respetivamente. Esta tabela também indicava que (34%) dos indivíduos do estudo sofriam de obstipação crónica, enquanto a diarreia crónica representava (14%).

Tabela (2.2): Salienta que os tipos (4, 1, 7 e 3) considerados como as formas mais comuns de fezes representam (30%, 24%, 20% e 18%) respetivamente.

Tabela (3) Distribuição da frequência e da percentagem da história clínica e dos testes de diagnóstico entre os indivíduos do estudo (N=50).

Variáveis	Frequência	%
Diabetes mellitus	9	18
IDDM (Tipo I)	1	2
NIDDM (Tipo II)	8	16
Duração do estado de diabético		
menos de 10 anos	7	14
De 10:20 anos	2	4
Problemas do sistema reprodutor		
* Testicular	3	23
** Uterino	6	16
** Peito	3	8
História de colonoscopia	3	6
História de sigmoidoscopia	2	4
* Pacientes do sexo masculino (n= 13)	**Pacientes do sexo feminino (n=37)	

Tabela (3): Mostra que (18%) dos indivíduos do estudo eram doentes diabéticos e (16%) deles sofriam de diabetes mellitus tipo II há menos de dez anos. (23%) dos indivíduos do estudo eram do sexo masculino e sofriam de problemas nos testículos. Os problemas uterinos e mamários representavam (16%, 8%) entre as mulheres do estudo. Quase todos os indivíduos do estudo não tinham feito uma colonoscopia ou sigmoidoscopia, representando (94%, 96%) respetivamente.

Tabela (4) Distribuição de frequência e percentagem da exposição anterior a cirurgia entre os indivíduos do estudo (N=50).

Variáveis	Frequência	%
Exposição anterior a cirurgia	13	26
Tipo de cirurgia		
Apendicectomia	4	8
Colecistectomia	3	6
Hemorroidectomia	2	4
Reparação do seio anal	2	4
Tiroidectomia	1	2
Exploração abdominal	1	2

Tabela (4): Apontou para o facto de (26%) dos indivíduos do estudo terem sido expostos a cirurgia no passado. Representando (8%, 6%) para a apendicectomia e colecistectomia, enquanto a reparação do seio anal, a hemrroidectomia, a exploração abdominal e a tiroidectomia representam (4%, %, 2% e 2%), respetivamente.

Tabela (5) Distribuição de frequência e percentagem da história familiar de doenças colorrectais entre os indivíduos do estudo (N=50).

Variáveis	Frequência	%
História familiar de doenças colorrectais	23	46
Cólon	14	28
Rectum	9	18
Número de membros da família afectados		
Um membro	16	32
Dois membros	7	14
Grau de relacionamento		
Parente de primeiro grau	20	40
Parente de segundo grau	3	6
Idade do familiar afetado no momento do		

diagnóstico		
Menos de 50 anos	18	36
Mais de 50 anos	5	10

Tabela (5): A tabela mostra que (28%, 18%) dos indivíduos do estudo tinham antecedentes familiares de doenças do cólon e do reto. O número de membros da família afectados (32%) era de um membro, enquanto (14%) era de dois. Em relação ao grau de parentesco, (40%) eram parentes de primeiro grau, enquanto (6%) eram parentes de segundo grau. No que diz respeito à idade dos familiares afectados aquando do diagnóstico, (36%) foram diagnosticados antes dos 50 anos de idade, enquanto (10%) foram diagnosticados depois dos 50 anos de idade.

Tabela (6) Distribuição frequente e percentual dos medicamentos entre os participantes do estudo

(N=50).

Variáveis	Frequência	%
*Utilização de NSAIDS pelo menos 3 vezes por semana	10	20
Utilização de medicamentos anti-hipertensores	9	18
Utilização de laxantes	6	12
Entre os indivíduos do sexo feminino (n=37) Utilização de pílulas contraceptivas	18	48.64

*Anti-inflamatórios não esteróides

Tabela (6): No que diz respeito aos medicamentos, apenas (20%) estavam a tomar anti-inflamatórios não esteróides. No que diz respeito aos medicamentos anti-hipertensivos, 18% dos indivíduos do estudo estavam a tomá-los. Relativamente ao uso de laxantes, apenas (12%) dos indivíduos do estudo o faziam. Em relação às pílulas contraceptivas, (48,6%) das mulheres estavam a usar pílulas contraceptivas. O período de tempo de administração de pílulas contraceptivas variava entre 6 meses e 16 anos.

Tabela (7) Distribuição de frequências e percentagens da exposição ambiental a poluentes entre os indivíduos do estudo (N=50).

Variáveis	Frequência	%
Exposição à radiação de torres de telemóveis	23	46
Exposição a insecticidas /herbicida	24	48
Abastecimento de água seguro	33	66

Tabela (7): Em relação à exposição ambiental a poluentes, (46%) dos indivíduos do estudo foram expostos a radiações electromagnéticas ou a radiações de torres de telemóveis num período compreendido entre 2 e 10 anos, enquanto (48%) foram expostos a insecticidas e/ou herbicidas num período compreendido entre 3 e 30 anos.

Tabela (8): Distribuição de frequência e percentagem das medidas antropométricas entre os sujeitos do estudo (N=50).

Variáveis/		Habitual		Atual		
*Peso (kg)	Categorias	Frequência	%	Categorias	Frequência	%
	40 -	12	24	<	402	4
	70 -	30	60		40-31	62
	100 -	6	12		70-15	30
	130≤160	2	4		100<1302	4
$\bar{X} \pm$ S.D		82.2 + 21.5		67 + 17.46		
**Altura (Cm)	100-	5	10	-		-
	150-	39	78	-		-
	170≤ 190	6	12	-		-
$\bar{X} \pm$ S.D		157+ 10.5				
IMC	Abaixo do peso	1	2	4		8
	intervalo normal	8	16	15		30

Excesso de peso	7	14	18	36
Obeso classe I	18	36	7	14
Obeso classe II	8	16	3	6
Obeso classe III	8	16	3	6
$\bar{X} \pm$ S.D	4.78 ±1.64		3.60 ±1.65	

*Peso habitual, tal como comunicado pelos participantes no estudo, enquanto o peso atual é medido pelo investigador utilizando uma balança de banho &[**] Altura medida utilizando uma fita métrica

Tabela (8): A tabela mostra que (60%) do peso habitual dos sujeitos do estudo era de 70Kg a menos de 100Kg, enquanto que (24%) dos sujeitos do estudo era de 40Kg a menos de 70Kg e apenas (12%) do peso dos sujeitos do estudo era de 100Kg a menos de 130Kg e apenas (4%) pesava 130Kg a menos ou igual a 160Kg, com uma média de 82,2 + 21,5. O peso atual dos sujeitos do estudo (62%) era de 40Kg a menos de 70Kg, enquanto que (30%) dos sujeitos do estudo o seu peso era de 70Kg a menos de 100Kg, e os sujeitos que pesavam menos de 40Kg e os sujeitos que pesavam 100Kg a menos de 130Kg representavam a mesma percentagem (4%), com uma média de 67 + 17,46. (78%) da altura dos sujeitos do estudo era de 150 Cm a menos de 170 Cm e (12%)da altura dos sujeitos do estudo era de 170 Cm a menos ou igual a 190 Cm enquanto (10%) da altura dos sujeitos do estudo era de 100 Cm a menos de 150 Cm com uma média de 157+ 10,5

Relativamente ao IMC habitual, (36%) eram obesos de classe I, enquanto (16%) dos indivíduos do estudo eram obesos de classe II e obesos de classe III, representando a mesma percentagem, e (16%) tinham uma faixa normal e (14%) tinham excesso de peso e apenas (2%) estavam abaixo do peso.

Tabela (9) Distribuição de frequências e percentagens do tabagismo e da prática de exercício físico entre os indivíduos (N=50).

Variáveis	Frequência	%
Tabagismo ativo	7	14
*		
Anos de tabagismo ativo		
5 anos -	3	6

10 anos ≥ 30 anos	4	8
*		
Número médio de cigarros/dia	3	
Um pacote	2	
Dois pacotes	2	
≥3 pacotes		
Exposição ao fumo	31	62
Praticar exercícios regulares	3	6

*Entre esses sete fumadores

Tabela (9): Em relação à história do tabagismo, apenas (14%) eram fumadores activos. Em relação aos anos de tabagismo ativo, (43%) fumavam entre 5 e 10 anos, enquanto (57%) fumavam entre 10 e 30 anos e (62%) dos indivíduos do estudo estavam expostos ao fumo do cigarro (tabagismo passivo).

Tabela (10) Distribuição de frequências e percentagens dos hábitos alimentares entre os sujeitos do estudo (N=50).

Variáveis	Frequência	%
Tomar as refeições a horas regulares normalmente	13	26
Número de refeições diárias		
Duas refeições	20	40
Três refeições	27	54
≥4 refeições	3	6
Frequência do consumo de carne vermelha		
Uma vez por semana	20	40
Duas vezes por semana	20	40
Três vezes / semana	4	8
Quatro vezes ou mais / semana	6	12
Carne grelhada	11	22
Leite gordo	32	64
Pele de galinha	28	56
Queijo gordo	23	46

Gorduras na carne	25	50
Consumo de fast food	16	32
Tipo de gordura para cozinhar		
- Óleo vegetal	15	30
- Margarina	17	34
- Gordura animal	7	14
- Mistura de gorduras animais e margarina	11	22
	32	64
	5	10
	45	90

Tabela (10): Relativamente aos hábitos alimentares, (26%) faziam as suas refeições a horas regulares. Relativamente à frequência do consumo de carne vermelha, (40%) dos indivíduos do estudo comem carne vermelha uma vez por semana, (40%) comem carne vermelha duas vezes por semana e (12%) comem carne vermelha quatro vezes por semana, enquanto apenas (8%) comem carne vermelha três vezes por semana. Relativamente ao consumo de gorduras saturadas, (22%) dos indivíduos do estudo comem carne grelhada e (64%) bebem leite gordo, (56%) comem pele de frango e (46%) comem queijo gordo. Metade dos indivíduos do estudo (50%) consome gorduras na carne. Relativamente à ingestão de fast food, (32%) dos sujeitos do estudo comem fast food, (64%) dos sujeitos do estudo comem pimentos na maioria dos dias e quase todos os sujeitos do estudo (90%) não comem pão branco, que contém hidratos de carbono refinados.

DISCUSSÃO

O cancro colorrectal é objeto de um interesse crescente por parte de grupos de investigação nacionais e estrangeiros, tendo adquirido um estatuto de problema científico e clínico urgente. Está relacionado com a elevada prevalência da doença, bem como com o facto de os pólipos colorrectais serem um dos factores predisponentes para o desenvolvimento do cancro colorrectal. (Sapaev, Navruzov, Rakhmanov, Kurbonov & Mirzakhmedov, 2009). O cancro colorrectal é uma área ativa de investigação científica; os estudos abrangem o processo contínuo do cancro, desde a prevenção e a deteção precoce até ao tratamento (American Cancer Society. 2010).

Por conseguinte, o objetivo deste estudo era identificar os factores que afectam a incidência do cancro colorrectal no Hospital Universitário EL Manial. Para atingir este objetivo, o investigador elaborou uma ficha de avaliação dos factores de risco e os dados foram recolhidos através de uma entrevista individual com o doente. Foi selecionada uma amostra conveniente de 50 pacientes cirúrgicos adultos de cinco enfermarias de cirurgia geral do Hospital Universitário de El Manial. A discussão do estudo foi apresentada na seguinte sequência: A Secção I apresenta a descrição das variáveis sociodemográficas dos sujeitos do estudo. A Secção II apresenta os resultados que destacam os factores de risco do cancro colorrectal, tal como mencionado na pergunta do estudo que é "quais são os factores que afectam a incidência do cancro colorrectal?

Section I: Variáveis sócio-demográficas

Esta secção inclui variáveis sociodemográficas como a idade, o sexo, a profissão, o nível de escolaridade, o local de residência e o diagnóstico. Os resultados do presente estudo revelaram que a idade de cerca de metade dos participantes do estudo variava entre o início e o meio da idade adulta, com uma média de 43,9 +13,49 anos. Este resultado é congruente com o de El-Bolkainy , Sakr , Nouh & El-Din (2006), que efectuou um estudo comparativo do carcinoma do reto e do cólon através de uma análise demográfica, patológica e do estadiamento TNM, e referiu que a maioria dos participantes do estudo tinha cerca de cinquenta anos. O resultado do presente estudo também é congruente com o de Almurshed (2009), no seu estudo de caso-controlo sobre parâmetros sociodemográficos, de estilo de vida e antropométricos do cancro colorrectal em Riade, que mencionou que a maioria dos doentes tinha entre trinta e sessenta anos de idade. Zeeneldin, Saber, Seif El-din & Frag (2012), que estudaram o carcinoma colorrectal no distrito de Gharbiah, concluíram que a idade média era de cerca de cinquenta anos.

No que diz respeito ao género, o presente estudo salientou que a maioria dos sujeitos do estudo era do sexo feminino. Contrariando este resultado, num estudo realizado por Ostrow (2011) intitulado "Men should be tested for colon cancer at younger age than women" (Os homens devem ser testados para o cancro do cólon numa idade mais jovem do que as mulheres), o investigador referiu que os homens tinham aproximadamente duas vezes mais probabilidades do que as mulheres de ter adenomas avançados. Além disso, o estudo de Abdel-Kader e Abdel Salam (2009), intitulado

"O cancro do cólon é o terceiro cancro que mais mata no Egito" indica que os homens têm mais probabilidades de sofrer de cancro do cólon no Egito do que as mulheres e que este se propaga a uma taxa mais elevada nos homens. Do ponto de vista do investigador, a amostra do estudo atual (50 pacientes) não era suficientemente grande para generalizar o resultado em termos de género, e também durante os seis meses de recolha de dados, o investigador pode ter encontrado acidentalmente mais pacientes do sexo feminino do que do sexo masculino.

Tendo em conta o nível de escolaridade, mais de metade dos indivíduos do estudo atual não sabe ler nem escrever. De acordo com Almurshed (2009), num estudo sobre parâmetros sociodemográficos, de estilo de vida e antropométricos do cancro colorrectal em Riade, cerca de metade dos indivíduos do estudo eram analfabetos. Os resultados do presente estudo contradizem o estudo de Sansbury, et al (2005) intitulado "use of non-steroidal anti-inflammatory drugs and risk of colon cancer in a population-based, case-control study of African Americans and whites" (utilização de anti-inflamatórios não esteróides e risco de cancro do cólon num estudo de base populacional, caso-controlo de afro-americanos e brancos), que indicou que o nível de educação dos participantes afro-americanos era o seguinte: quarenta e três por cento tinham menos do que o ensino secundário e quarenta e sete por cento tinham o ensino secundário/algum curso superior, ao passo que o nível de educação dos brancos era o seguinte: vinte e oito por cento tinham menos do que o ensino secundário e cerca de cinquenta por cento tinham o ensino secundário/algum curso superior. Do ponto de vista do investigador, a educação é importante porque ajuda a orientar as pessoas para a tomada de decisões corretas em relação à saúde e à doença, mas se a pobreza e o baixo nível de vida existirem juntamente com a educação, como acontece no Egito, a educação não será útil.

Relativamente ao local de residência, metade dos indivíduos do estudo eram residentes em zonas urbanas, enquanto a outra metade era residente em zonas rurais. Este resultado foi corroborado por Neagoa, Molnar, Acalovschi, Seicean & Serban (2004) no seu estudo sobre factores de risco para o cancro colorrectal, que referiu que cerca de dois terços dos seus pacientes eram residentes em zonas urbanas.

No que diz respeito ao diagnóstico, mais de metade dos participantes no estudo foram diagnosticados com cancro do cólon, ao passo que menos de metade dos participantes no estudo foram diagnosticados com cancro do reto. Este resultado foi semelhante ao de Boyle , Fritschi , Heyworth & Bull (2011) "long-term sedentary work and the risk of Subsite-specific colorectal cancer" (trabalho sedentário a longo prazo e o risco de cancro colorrectal específico do local), que referiu que dois terços dos participantes no estudo foram diagnosticados com cancro do cólon proximal e distal, ao passo que apenas um terço dos participantes no estudo foi diagnosticado com cancro do reto.Também de acordo com Neagoa, Molnar, Acalovschi, Seicean & Serban (2004), que estudaram os factores de risco do cancro colorrectal, a maioria dos participantes no estudo foi diagnosticada com cancro do cólon, ao passo que apenas menos de um terço dos participantes foi diagnosticado com cancro do reto.

Section II: Dados de avaliação dos factores de risco

No que respeita aos sinais e sintomas do TGI antes do diagnóstico. O presente estudo mostrou que a maioria dos participantes se queixava de dor abdominal, hemorragia rectal e gases abdominais, bem como de perda de peso sem seguir um regime de dieta, além de que cerca de um terço dos participantes sofria de obstipação crónica. Este resultado foi corroborado por Zeeneldin, Saber, Seif El-din e Frag (2012), que compararam os doentes idosos e não idosos com carcinoma colorrectal no distrito de Gharbiah e referiram que a obstipação, a dor abdominal e a hemorragia rectal eram as queixas mais comuns. Também o estudo realizado por Harris e Simson (1998) sobre Causes of late diagnosis in cases of colorectal cancer seen in a district general hospital over a 2-year period (Causas de diagnóstico tardio em casos de cancro colorrectal observados num hospital geral distrital durante um período de 2 anos) indicou que foram identificadas cinco queixas comuns: hemorragia rectal, alteração do hábito intestinal, dor abdominal, perda de peso e anemia sintomática por deficiência de ferro.

No que diz respeito à obstipação, o presente estudo revelou que um terço dos indivíduos do estudo referiu obstipação crónica e que menos de um terço dos indivíduos do estudo selecionou fezes do tipo 1 (indicam obstipação) na escala de Bristol para a forma das fezes. Falando na mesma voz; Tashiro, et al., (2011) estudaram a obstipação e o risco de cancro colorrectal e concluíram que tanto a obstipação auto-relatada como a obstipação funcional estavam relacionadas com um risco acrescido de cancro colorrectal. Contradizendo estes resultados, Power & Ford (2013), num estudo intitulado "Association between constipation and colorectal cancer: systematic review and meta-analysis of observational studies", referem que inquéritos prospectivos transversais e estudos de coorte não demonstram qualquer aumento da prevalência de CCR em doentes ou indivíduos com obstipação.

Quase todos os participantes no estudo foram ao médico logo que se queixaram de hemorragia no reto e de dores abdominais, ao passo que quase todos os participantes no estudo se queixaram de não terem sido diagnosticados precocemente com cancro do cólon ou do reto pelos médicos, o que não foi um erro seu nem se deveu ao atraso na procura de aconselhamento médico, mas atribuem o facto a um diagnóstico errado ou a um rastreio inadequado efectuado pelos médicos desde o início.Este facto pode suscitar a necessidade de deteção precoce do cancro colorrectal em todos os sistemas de prestação de cuidados de saúde, em geral, e nos hospitais públicos, em particular, para minimizar o tempo que decorre entre as queixas dos doentes e o diagnóstico correto, o que afectará positivamente o prognóstico da doença.

No que diz respeito aos antecedentes de diabetes mellitus , os resultados actuais mostraram que menos de um terço dos participantes no estudo eram diabéticos e quase todos tinham diabetes mellitus de tipo II (NIDDM) por um período inferior a dez anos e mais de dois terços dos participantes no estudo não eram diabéticos . Estes resultados contradizem os resultados de Sandhu, Luben & Khaw (2011) no seu estudo transversal de base populacional sobre a diabetes não insulino-dependente auto-referida, a história familiar e o risco de cancro colorrectal prevalecente, que concluiu que existia uma forte associação positiva entre a DMNID e o cancro colorrectal prevalecente. Descobriram que as pessoas com diabetes tinham uma probabilidade trinta e oito por cento maior de desenvolver cancro do cólon, em comparação com as pessoas sem diabetes. O aumento do risco de cancro do reto só foi detectado nos homens com diabetes - um risco vinte por cento mais elevado.

No que diz respeito à diabetes mellitus de tipo II, o estudo de coorte retrospetivo realizado por Yang , Hennessy & Lewis (2004) entre doentes com diagnóstico de diabetes mellitus de tipo II, com o objetivo de determinar se a terapêutica com insulina pode aumentar o risco de cancro colorrectal entre os doentes com diabetes mellitus de tipo II, concluiu que a terapêutica crónica com insulina aumenta significativamente o risco de cancro colorrectal entre os doentes com diabetes mellitus de tipo II.

Em relação às perturbações do sistema reprodutor feminino, os resultados do presente estudo revelaram que a maioria das participantes não tinha problemas mamários ou uterinos. Em Myers (2006), que realizou um estudo intitulado "Does breast cancer increase colon cancer risk?" (O cancro da mama aumenta o risco de cancro do cólon?) Garcia-Patino & Gomendio (1998) afirmaram que o cancro da mama desempenha um papel importante no desenvolvimento do cancro do cólon, enquanto Niell & Rennert (2004) não encontraram qualquer associação entre o cancro da mama e o cancro do cólon. Além disso, Lin & Ternent (1999) determinaram que o cancro da mama não aumenta o risco de cancro do cólon, mas altera a forma como as pessoas o contraem. Weinberg, Newschaffer & Topham (1999), que estudaram o risco de cancro colorrectal após cancro ginecológico, asseguraram que o risco de cancro colorrectal era elevado entre as mulheres com cancro do ovário anterior e era maior nas mulheres que receberam o diagnóstico antes dos 50 anos de idade.

Em relação aos antecedentes cirúrgicos dos doentes, o presente estudo mostrou que apenas menos de um terço dos indivíduos do estudo tinha antecedentes cirúrgicos como colecistectomia, hemorroidectomia e apendicectomia. Katsinelos, et al.,(2007) estudaram o risco de cancro colorrectal na colelitíase e após colecistectomia no norte da Grécia e afirmaram que a incidência de colelitíase ou colecistectomia é significativamente mais elevada em doentes com carcinoma colorrectal, o que implica uma possível correlação patogénica entre estas duas condições.

No que diz respeito aos antecedentes familiares, cerca de metade dos indivíduos do estudo tinha antecedentes familiares de um membro com doenças do cólon ou do reto antes dos 50 anos de idade e a maioria deles eram parentes de primeiro grau. Este resultado está de acordo com Fuchs, Giovannucci, Colditz, Hunter, Speizer e Willett (2006), que realizaram um estudo prospetivo sobre a história familiar e o risco de cancro colorrectal, e acrescentaram que uma história familiar de cancro colorrectal está associada a um risco acrescido da doença, especialmente entre as pessoas mais jovens. Na mesma linha, Bener , Moore , Ali e El Ayoubi (2010), que realizaram um estudo de caso-controlo no Qatar sobre o impacto da história familiar e dos hábitos de vida no risco de cancro colorrectal, concluíram que a história familiar e a consanguinidade parental estão fortemente associadas ao desenvolvimento do cancro colorrectal.

Por outro lado, Samadder, (2012) estudou o aumento do risco de cancro colorrectal que se estende aos familiares de terceiro grau e salientou que os familiares de primeiro grau de doentes diagnosticados com cancro colorrectal após os sessenta anos têm um risco mais de cinquenta por cento superior de desenvolver a doença, o que pode sugerir que devemos alargar as actuais diretrizes de rastreio do cancro do cólon para oferecer uma colonoscopia mais precoce aos familiares de primeiro grau, independentemente da idade em que o familiar foi diagnosticado. Samadder e a sua equipa descobriram também um aumento de 15% no risco de CCR em familiares de terceiro grau (primo em primeiro grau, bisavô ou bisneto) de pacientes com a doença.

No que diz respeito à história medicamentosa, o presente estudo revelou que menos de um terço dos indivíduos do estudo estava a administrar medicamentos anti-inflamatórios não esteróides e/ou anti-hipertensores. Shadman,M., Newcomb,P.A., Hampton,J.M., Wernli,K.J., & Trentham-Dietz,A.,(2009) realizaram um estudo intitulado "Non-steroidal anti-inflammatory drugs and statins in relation to colorectal cancer risk" (Anti-inflamatórios não esteróides e estatinas em relação ao risco de cancro colorrectal) e confirmaram a associação inversa entre a utilização de AINEs e o risco de cancro colorrectal, ao passo que Janina, Below, Chang-Claude, Brenner e Hoffmeister (2012), que realizaram um estudo de caso-controlo de base populacional sobre a utilização de bloqueadores beta e o risco de cancro colorrectal, os seus resultados indicaram que não foi observada qualquer associação com a utilização de bloqueadores beta ou com a duração da utilização de bloqueadores beta.

Em relação ao uso de antidepressivos, todos os sujeitos do presente estudo não os usavam. Coogan, Strom & Rosenberg (2009), no seu estudo sobre o uso de antidepressivos e o risco de cancro colorrectal, asseguraram que existe uma associação entre a redução do risco de cancro colorrectal e o uso regular de inibidores selectivos da recaptação da serotonina (SSRI) e que não existe associação entre o uso de antidepressivos tricíclicos e o risco de CCR. Relativamente à utilização de laxantes, a maioria dos participantes no presente estudo não utilizava laxantes. Este resultado foi consistente com o de Nuskoa, Schneidered, Wittekinde & Hahna (2000), que realizaram um estudo prospetivo de controlo de casos sobre a utilização de laxantes antranóides não ser um fator de risco para a neoplasia colorrectal e confirmaram que nem a utilização de laxantes antranóides, mesmo a longo prazo, nem a melanose coli macroscópica ou microscópica acentuada estavam associadas a qualquer risco significativo de desenvolvimento de adenoma ou carcinoma colorrectal.

Todas as mulheres não estavam a fazer terapia de substituição hormonal (TRH). Long, Martin, Galanko e Sandier (2010), num estudo de caso-controlo de base populacional intitulado "Hormone Replacement Therapy, Oral Contraceptive Use, and Distal Large Bowel Cancer" (Terapia de substituição hormonal, utilização de contraceptivos orais e cancro do intestino grosso distal), resumiram que a TRH está associada a um menor risco de cancro do intestino grosso distal; este risco é ainda mais reduzido com o aumento da duração da utilização.

No que diz respeito à administração de pílulas contraceptivas orais, cerca de metade das mulheres do estudo estavam a administrar pílulas contraceptivas orais durante diferentes períodos de tempo, desde seis meses até dezasseis anos. Este resultado não está de acordo com Bosetti , Bravil, Negril e vecchia (2009) que estudaram os contraceptivos orais e o risco de cancro colorrectal numa revisão sistemática e meta-análise e sublinharam que as utilizadoras de contraceptivos orais têm um risco reduzido de cancro colorrectal e que a proteção é maior para o uso recente na ausência de uma relação duração-risco. Também Kabat, Miller e Rohan (2008) realizaram um estudo intitulado "Oral contraceptive use, hormone replacement therapy, reproductive history and risk of colorectal cancer in women" (Utilização de contraceptivos orais, terapia de substituição hormonal, história reprodutiva e risco de cancro colorrectal nas mulheres), que revelou uma associação inversa entre a utilização de contraceptivos orais e a carcinogénese colorrectal.

No que diz respeito à exposição ambiental a poluentes; relativamente à exposição à radiação, mais de um terço dos indivíduos do estudo foram expostos à radiação electromagnética, uma vez que viviam perto de torres que reforçam as redes móveis durante dois a dez anos. Este resultado estava de acordo com Eger, Hagen, Lucas, Vogel & Voit (2004) e Kumar (2010), que realizou um estudo sobre a influência da proximidade física de um mastro de transmissão de telemóveis na incidência de cancro, referiu que a proporção de novos casos de cancro era significativamente mais elevada entre os pacientes que tinham vivido a menos de quatrocentos metros do local do transmissor de telemóveis durante os últimos dez anos, em comparação com os pacientes que viviam mais longe. Verificaram também que os doentes adoeceram, em média, oito anos mais cedo. Após cinco anos de funcionamento da instalação de transmissão, o risco relativo de contrair cancro triplicou para os residentes da zona próxima da instalação, em comparação com os habitantes fora da zona. O cancro da mama encabeçava a lista, os cancros da próstata e do pâncreas, o cancro do intestino, do pulmão, o melanoma cutâneo e o cancro do sangue aumentaram. Contradizendo estes resultados, a Sociedade Americana do Cancro (2013) comunicou que as três agências especializadas que normalmente classificam as exposições cancerígenas (carcinogéneos) - a Agência Internacional para a

Research on Cancer (IARC), o National Toxicology Program (NTP) e a US Environmental Protection Agency (EPA) - não classificaram as torres de telemóveis quanto ao seu potencial cancerígeno.

No que se refere à exposição a insecticidas e herbicidas, mais de um terço dos indivíduos do estudo foram expostos a insecticidas e/ou herbicidas. Este resultado é apoiado por Lee, et al., (2007) que investigaram a relação entre os pesticidas agrícolas e a incidência de cancro colorrectal no Agricultural Health Study. Um total de 56 813 aplicadores de pesticidas sem antecedentes de cancro colorrectal foram incluídos nesta análise. Foram diagnosticados 305 cancros colorrectais incidentes (212 do cólon e 93 do reto) durante o período de estudo, 1993-2002. Do ponto de vista do investigador, o grupo de pacientes que referiu exposição a insecticidas e/ou herbicidas não tinha conhecimentos sobre os efeitos nocivos destes agentes químicos e sobre a importância de aplicar as medidas de proteção quando se lida com estes agentes cancerígenos, o que pode suscitar a necessidade de realizar programas de ensino sobre esta questão.

Relativamente ao índice de massa corporal, mais de um quarto dos indivíduos do estudo com IMC habitual indicava obesidade de classe I, enquanto cerca de dois terços dos indivíduos do estudo com IMC habitual revelavam obesidade de classe II e de classe III. Estes resultados foram corroborados pelas conclusões do estudo de Larsson e Wolk (2007), que efectuaram uma meta-análise de estudos prospectivos sobre a obesidade e o risco de cancro colorrectal, e afirmaram que, em geral, um aumento de 5 unidades no IMC estava relacionado com um risco acrescido de cancro do cólon, tanto nos homens como nas mulheres, mas a associação era mais forte nos homens e o IMC estava positivamente associado ao cancro do reto nos homens, mas não nas mulheres. Niu (2007) sobre a obesidade e o risco de cancro colorrectal concluiu que a obesidade é um fator de risco estatisticamente significativo para o cancro colorrectal e que a relação é mais significativa nos homens do que nas mulheres em diferentes sub-sítios do cancro. Os resultados do presente estudo não coincidem com os de Nilsen & Vatten (2001), que realizaram um estudo prospetivo sobre o risco de cancro colorrectal e a atividade física, a diabetes, a glicemia e o IMC e concluíram que não encontraram qualquer associação entre o IMC e o risco de cancro colorrectal. Também Hu, Vecchia, Negri & Mery (2010), num estudo sobre nutrientes e o risco de cancro do cólon, referiram que quase metade da amostra do estudo tinha IMC de excesso de peso e de pré-obesidade, ao passo que menos de um quarto da amostra do estudo tinha IMC de obesidade.

Relativamente a este resultado, o investigador observou que a maioria dos indivíduos do estudo se queixava de perda de peso antes e depois do diagnóstico, mas o mais grato foi o facto de alguns dos que perderam peso terem relatado uma melhoria do seu peso corporal após a cirurgia e as sessões de quimioterapia e de alguns terem recuperado o seu peso habitual. Também ficaram muito satisfeitos por saberem o seu peso atual durante a recolha de dados através da balança de banho do investigador.

No que diz respeito ao tabagismo, o presente estudo revelou que dois terços dos indivíduos do estudo eram fumadores passivos. Este resultado está em consonância com Shrubsole, et al, (2008) que estudaram o consumo de álcool, o consumo de cigarros e o risco de pólipos adenomatosos e hiperplásicos colorrectais e referiram que os resultados apoiam o papel adverso do consumo de cigarros na tumorigénese colorrectal e sugerem que deixar de fumar pode reduzir substancialmente o risco de pólipos colorrectais,(2010) estudaram o consumo de cigarros, os polimorfismos genéticos e o risco de cancro colorrectal e concluíram que o consumo de cigarros pode estar associado a um risco acrescido de cancro do reto, mas não de cancro do cólon. Recentemente, Thun (2009) realizou um estudo intitulado "O cancro colorrectal deve ser acrescentado à lista de cancros causados pelo tabagismo". Os seus resultados reforçam a evidência de que as pessoas que fumam cigarros durante um longo período de tempo têm um risco acrescido de desenvolver cancro colorrectal, mesmo depois de ajustados outros factores de risco.

À luz dos resultados do presente estudo, no que diz respeito ao consumo de carne vermelha, menos de metade dos indivíduos do estudo comem carne vermelha uma vez por semana, enquanto mais de um terço dos indivíduos do estudo comem carne vermelha duas vezes por semana, (2003) num estudo Prospective Cohort of Women about Meat, Fat and Their Subtypes as Risk Factors for Colorectal Cancer, Este estudo não forneceu provas de uma associação entre a carne ou a gordura (ou qualquer um dos seus subtipos) e a incidência do cancro colorrectal, mas os autores acrescentaram que não podem excluir a possibilidade de uma associação modesta. Também Alexander et al. (2009), numa meta-análise sobre a ingestão de gordura ou proteína animal e o cancro colorrectal, referiram que, com base nos resultados da avaliação quantitativa, as provas epidemiológicas disponíveis não parecem apoiar uma associação independente entre a ingestão de gordura ou proteína animal e o cancro colorrectal.

O estudo publicado por Smolinska e Paluszkiewicz (2010) sobre o risco de cancro colorrectal em relação à frequência e à quantidade total de consumo de carne vermelha confirmou que o efeito carcinogénico do consumo de mais de 50 g de carne vermelha por dia para o cólon, mas não para o reto, e acrescentou que a ingestão de carne vermelha mais frequentemente do que uma vez por dia pode induzir o cancro do cólon e do reto.

No que diz respeito ao consumo de fast food, o presente estudo revelou que apenas um terço dos sujeitos do estudo come fast food aleatoriamente e não de forma regular. Abdul Kader (2010), num estudo intitulado "Fast Food Causing Increase in Colon Cancer in Cairo", acrescentou que a causa da propagação do cancro do cólon no Egito se deve à mudança de hábitos alimentares dos cidadãos, bem como à dependência da fast food, que contém gorduras saturadas, e à prevalência da obesidade.

No que diz respeito ao consumo de malaguetas, o presente estudo mostrou que a maioria dos sujeitos do estudo consumia malaguetas na maior parte dos dias. Este resultado contradiz Cale (2011), que estudou a pimenta malagueta e o cancro do cólon, que afirmou que a pimenta malagueta contém um composto vegetal conhecido como capsaicina, que é a fonte dos efeitos picantes associados a esta especiaria. A capsaicina tem um longo historial de aplicação terapêutica na medicina tradicional. Investigações recentes sugerem também que a capsaicina pode representar um potencial tratamento para o cancro do cólon. No entanto, as provas que sustentam a utilização da capsaicina na terapia do cancro do cólon provêm, atualmente, exclusivamente da investigação em animais e em laboratório.

Em suma, a idade e a história familiar foram os factores não modificáveis mais comuns, ao passo que a obesidade, o tabagismo e a exposição ambiental a poluentes foram os factores modificáveis mais comuns associados à incidência do cancro colorrectal.

REFERÊNCIAS

AbdelKader, Y., in Abdel Salam, M. (2009) .Colon cancer 3 rd most deadliest cancer killer in Egypt.Retrieved from http:// www.masress.com/en/bikyamasr/6231

AbdelSalam, M. (2010). Egito: O cancro do cólon está a aumentar. Retirado de http://www.bikyamasr.com/wordpress/?p=9858

AbdulKader, Y. (2010).Fast Food Causing Increase in Colon Cancer in Cairo. Retirado de http://www.greenprophet.com/2010/03/colon-cancer-cairo- food/

Alexander, D.D., Cushing, C.A., Lowe, K.A., Sceurman, B., & Roberts, M.A. (2009). Meta-análise da ingestão de gordura animal ou proteína animal e cancro colorrectal. The American Journal of Clinical Nutrition, 89, 1402-1409.doi: 10.3945/ ajcn. 2008.26838

Almurshed, K.S. (2009), Cancro colorrectal: Case-control study of sociodemographic, lifestyle and anthropometric parameters in Riyadh. Jornal de Saúde Mediterrânico da Páscoa, 15,817. Obtido em http:// www .ncbi .nlm .nih .gov /pubmed/2018753

American Cancer Society (2008): Cancer Projected To Become Leading Cause of Death Worldwide In 2010. Recuperado de http:// www.sciencedaily. *com/releases/... /081209111516.htm*

Sociedade Americana do Cancro (2011). *Os pólipos colorrectais* e *o cancro* podem ser detectados precocemente? Retrieved from http://www.cancer.org/Cancer/ColonandRectum Cancer /DetailedGuide/colorectal-cancer-risk-factors

American cancer society (2011).What are the key statistics about colorectal cancer? Recuperado de http://www.cancer.org/cancer /colonandrectumcancer/ .../ colorectal-cancer key- statistics.

Sociedade Americana do Cancro (2013). Torres de telemóveis. O que dizem as agências especializadas.Retrieved from http://www.cancer.org /cancer /cancercauses

/othercarcinogens/athome/cellular-phone-towers

Sociedade Americana do Cancro. (2005, 2007, 2008 ,2010).Colorectal Cancer Facts and Figures .Retrieved from http:// *www.cancer.org '...* ' Colorectal Cancer Facts & Figures

Ayres, C. G. (2009). Dito de outra forma: O papel dos enfermeiros no controlo do cancro.

Nurs Forum , 44,64-7. doi: 10.1111/j.1744-6198.2009.00128.x.

Basavanthappa, B.T. (2009). Medical Surgical Nursing, 2nd ed, U.S.A,. Jaypee Brothers .(pp. 253)

Bazensky, I., Shoobridge-Moran, C., & Yoder, L.H. (2007). Cancro colorrectal: An overview of the epidemiology, risk factors, symptoms, and screening guidelines.Medsurgnursing,16,46-51.Retrievedfromhttp://www .medsurgnursing.net/ceonline/2009/article024652.pdf

Beck, K. (2011). Efeitos dos herbicidas na saúde. Revista internacional sobre o cancro, 121, 339-346.

doi: 10.1002/ijc.22635

Bener, A., Moore, M.A., Ali, R., & El Ayoubi, H.R. (2010). Impacto da história familiar e dos hábitos de vida no risco de cancro colorrectal: Um estudo de caso-controlo no Qatar. Asian Pacific Journal of Cancer Prevention,11,963-8.Retrieved from http://www.ncbi.nlm.nih.gov

Bosetti, C., Bravil, F., Negril, E., & Vecchia, C.L. (2009). Contraceptivos orais e risco de cancro colorrectal: A systematic review and meta-analysis. Oxford Journals Medicine Human Reproduction Update , 15, 489-498.Retrieved from http://humupd.oxfordjournals.org/content/15/5/489.full#sec-11

Boyle, T., Fritschi , L., Heyworth, J., & Bull, F. (2011) . Trabalho sedentário de longa duração e o risco de cancro colorrectal específico do subsítio.American Journal of Epidemiology, 173,1183-91. doi: 10.1093/aje/kwq513

Bullard, K.M., & Rothenberger, D.A. (2008). Colon, Rectum and Anus.In Brunicardi,F.C.,(ED.),Schwartz's principles of surgery(8th ed) New York:McGraw Hill .(pp. 1055-1117).

Butler, L.M., Sinha, R., Millikan, R.C., Martin, C.F., Newman, B., Gammon, M.D., Ammerman, A.S., & Sandler, R.S. (2003) .Heterocyclic amines, meat intake, and association with colon cancer in a population-based study.American Journal Epidemiol, 157,434-45. Recuperado de *http://www aje.oxfordjournals.org/content/157/5/434*

Cale, E. (2011). Pimentas e cancro do cólon. Obtido em http://www .livestrong.com/article/518499-chili-peppers-colon-cancer/#ixzz2CUUQ2jw0

Center, M.M., Jemal, A., & Ward, E.(2009). Tendências internacionais nas taxas de incidência do cancro colorrectal. *Cancer Epidemiology Biomarkers &* Prevention ,18,1688. Obtido em http:// www. sciencedaily.com /releases incidence rising-worldwide

Centros de Controlo e Prevenção de Doenças (2011). Colorectal Cancer Screening Tests, Retrieved from http://www.cdc.gov/cancer/colorectal/basic_info /screening/ tests .htm).

Chang-Claude, J., Frentzel-Beyme, R. (2003) .Dietary and lifestyle determinants of mortality among German vegetarians. International Journal of Epidemiol,22,228-36.Retrived from http://www.ncbi. nlm.nih.gov/pubmed/ 8505178 .

Coogan, P.F., Strom, B.L., & Rosenberg, L. (2009). Uso de antidepressivos e risco de cancro colorrectal. Instituto Nacional de Saúde, 18, 1111-1114. Recuperado de http://www.ncbi.nlm.nih.gov/pubmed/19623565

Dai, Z., Xu, Y., & Niu, L. (2007).Obesidade e risco de cancro colorrectal: A meta-analysis of cohort studies.World Journal of Gastroenterology, 13, 4199-4206 *.Retrieved from http://* www.ncbi.nlm.nih.gov/pubmed/17696248

Daniels, R., & Nicoll, L. (2011). Contemporary Medical Surgical Nursing, 2nd ed, U.S.A, McGraw Hill, (pp.1677-167).

De Jong, A.E., Morreau, H., & Nagengast ,F.M. (2005). Prevalência de adenomas entre indivíduos jovens com risco médio de cancro colorrectal. American Journal of Gastroenterolology, 100,139-143. *Obtido em* http://www.ncbi .nlm.nih. gov/pubmed/15654793

Diretório de grupos de apoio à genética. (2004-2005). Serviços e informações produzidos pelo Centro de Educação Genética. Obtido em http://www. genetics. com.au

Dragovich,T.(2011).ColonAdenocarcinoma.Retrievedfrom . http://emedicine.

Medscape . com /article /277496-overview

Eger, H., Hagen, K.U., Lucas, B., Vogel, P., Voit, H., in Kumar, G. (2010). Relatório sobre a radiação das torres de telemóveis. Obtido em http://www.ee.iitb.ac.in/~mwave/GK- cell-tower-rad-report-DOT-Dec2010.pdf

El-Bolkainy,T.N., Sakr, M.A., Nouh, A.A., & El-Din, N.H. (2006).Estudo comparativo do carcinoma rectal e do cólon: análise demográfica, patológica e do estadiamento TNM. Journal of The Egyptian National Institute,18,258- 63.Retrievedfrom http://www.ncbi .nlm.nih.gov/pubmed/ 17671536

Enders, G.H. (2011). Colonic Polyp. American Gastroenterological Association , *Retrievedfrom* http://emedicine.medscape.com/article/172674-overview

Field, K. & Lipton, L. (2007). Metastatic colorectal cancer-past, progress, and future. World Journal of gastroenterology,13, 3806-3815. *Obtido em http://www.ncbi.nlm.nih.gov/pubmed/17657834*

Flood, A., Velie, E.M., Sinha, R., Chaterjee, N., Lacey, J.V., Schairer, C., & Schatzkin, A. (2003). Meat, Fat, and Their Subtypes as Risk Factors for Colorectal Cancer in a Prospective Cohort of Women (Carne, gordura e seus subtipos como factores de risco para o cancro colorrectal numa coorte prospetiva de mulheres). American Journal of Epidemiology, 158, 59-68.Retrieved from http://www.ncbi.nlm.nih.gov/pubmed/12835287

Fuchs, C.S., Giovannucci ,E.L., Colditz, G.A., Hunter, D.J., Speizer ,F.E., & Willett ,W.C. (2006) .A prospective study of family history and the risk of colorectal cancer.The New England Journal Medicine,331,1669-74.Retrieved from http://www.ncbi.nlm.nih.gov/pubmed/7969357

Garcia-Patino, E., & Gomendio, B. (1998) Niell, B., & Rennert,G.(2004) Lin,K. & Ternent,C.(1999) in Myers, D. (2006). O cancro da mama aumenta o risco de cancro do cólon? Recuperado de http://coloncancer.about.com/ od/faqs/ f/ Breast_Cancer.htm

GLOBOCAN (2008): Ficha de informação sobre o cancro, base de dados (versão 1.2) Disponível em: http://globocan.iarc.fr

Haenszel, W., Kurihara, M. (2008). Studies of Japanese migrants. Management for positive outcomes, 8th ed, U.S.A., ,Saunders, (pp.266)

Haggar, F.A., & Boushey, R.P. (2009). ColorectalCancerEpidemiology:Incidence, Mortality, Survival, and Risk Factors. Clinics in colon and rectal surgery, 22,191-7. Obtido em http://www .ncbi.nlm.nih. gov/pubmed /21037809

Hampton, B., & Bryant, R. (2002). Ostomies & Continent Diversions: Nursing Management. Mosby, Recuperado de *http://www.ask-expert.org/ pdfs /New sletter7. pdf*

Harris, G.J., & Simson, J.N., (1998). Causas de diagnóstico tardio em casos de cancro colorrectal observados num hospital geral distrital durante um período de 2 anos. Annals of

The Royal College of Surgeons of England ,80,246-248.Retrieved from http://pubmedcentralcanada.ca/pmcc/articles/PMC2503090/pdf/annrcse 01614-0020.pdf

Heaton, K. (1997).Bristol stool form scale .Retrieved from http://www. Globalhealingcenter.com ' ... ' Digestive Disorders

Hu, J., Vecchia, C.L., Negri, E., & Mery, L. (2010). Nutrientes e risco de cancro do cólon. *Cancers* Journal of Oncology, *2*, 51-67; doi:10.3390/cancers2010051

Huether, S.E., & McCance, K.L. (2008). Understanding pathophysiology .St.Louis, Mosby.Disponível em: http://www.gobookee.net

Hussein, A.M., & Helal, S.F. (2001). Alterações da mucosa de fundo do cancro colorrectal primário em pacientes egípcios. Jornal Egípcio de Cirurgia, 20,40511. Obtido em http://www.ess-eg.org.

Janina, L., Below, J., Chang-Claude, J., Brenner, H., & Hoffmeister, M. (2012). Beta blocker use and colorectal cancer risk Estudo de caso-controlo de base populacional. Cancer,15,3911-9.Retrieved from http://onlinelibrary .wiley.com /doi/10.1002/ cncr.26727/abstract

Jankowski, J., Sampliner, R., kerr, D., & Fong, Y. (2008).Gastrointestinal oncology, A critical multidisciplinary team approach. 1st ed. Austrália. Blackwell (pp.293)

Johns, L., & Houlston, R. (2001) .A systematic review and meta-analysis of familial colorectal cancerrisk. The American Journal of Gastroenterology,96, 29923003 Retrieved from http://www.clevelandclinicmeded .com/.../ colorectal- neopl...

Kabat, G. C., Miller, A. B. & Rohan, T. E. (2008). Uso de contraceptivos orais, terapia de substituição hormonal, história reprodutiva e risco de cancro colorrectal em mulheres. *International Journal of Cancer, 122,* 643-646. Obtido em http://www.ncbi. nlm.nih .gov/pubmed/17847020

Khafagy, W., El-ghazaly, M., El-shobaky, T.M. & khafagy, M. (2000) O cancro colorrectal no Egito é diferente? Coloproctology,22,109. Retirado de http://www. Link.springer.com/article/10.1007%2Fs000530050014

Khlifa, S.H. (2011). 14% de cancro do cólon no Egito.Indian Journal of Surgery, 73,1948. doi:10.1007/s12262-010-0197-

Kumar, V., Abbas, A.K., Fausto, N., & Aster, J.C. (2010). Robbins and Cotran Pathologic

Basis of Disease. 8th ed. U.S.A.,. Saunders Elsevier.(PP. 819-820).

Larsson, S.C., & Wolk, A. (2007). Obesidade e risco de cancro do cólon e do reto: A metaanalysis of prospective studies.World Journal of Gastroenterology,13,4199- 4206. Recuperado de http://www.wjgnet.com/1007-9327/13/4199.pdf

Larsson, S.C., Giovannucci, E., & Wolk, A. (2005). Diabetes and Colorectal Cancer Incidence in the Cohort of Swedish Men. A Associação Americana de Diabetes. Diabetes care, 28,1805-1807. Recuperado de http:// care.diabetesjournals .org /content/28/7/1805.full

Leafgreen, P.K. (2000). Cuidados com os doentes com cancro colorrectal. Retirado de http://www.perspectivesinnursing.org/pdfs/Newsletter7.pdf

Lee, I., & Oguma ,Y. (2006). A atividade física. In: D. Schottenfeld, & J.F. Fraumeni (Eds.), Cancer Epidemiology and Prevention. 3rd ed. Nova Iorque: Oxford University Press.

Lee, W.J., Sandler, D.P., Blair, A., Samanic, C., Cross, A.J., & Alavanja, M.C. (2007). Pesticide use and colorectal cancer risk in the Agricultural Health Study (Utilização de pesticidas e risco de cancro colorrectal no Estudo de Saúde Agrícola). International Journal of Cancer,121,339-46.Retrieved from http:// www.ncbi. nlm.nih.gov/pubmed/17390374

Lemone, P., & Burke, K. (2008).Pensamento crítico em enfermagem médico-cirúrgica no atendimento ao cliente.4th ed.U.S.A,.Pearson Prentice Hall (pp. 805).

Libutti, S.K. ,Saltz, L.B., & Rustgi, A.K. (2005). Cancro do cólon. Em V.T. Devita, S.Hellman, & S.A. Rosenberg (Eds.), Cancer: principles and practice of oncology. 7th ed., Philadelphia :Lippincott Williams &Wilkins (pp.1061-1109)

Linda, H., &Yoder, J. (2005). Let's talk 'cancer prevention' Med-Surg Nursing. Obtido em http://c-changetogether.org/ Websites/cchange/ Images/ MedSurg%20Journals/2005/MSJJune05_C-Change.pdf

Long, M.D., Martin, C.F., Galanko, J.A., & Sandler, R.S. (2010). Terapia de substituição hormonal, uso de contraceptivos orais e câncer distal do intestino grosso: A Population-Based Case-Control Study. The American Journal of Gastroenterology,105,1843-50. Recuperado de http://www.ncbi.nlm.nih.gov/ pubmed/20354510

Lukas, M. (2010).Inflammatory bowel disease as a risk fator for colorectal cancer. Digestive diseases, 28,619-24. doi: 10.1159/000320276.

Martini, F.H., & Nath, J.L. (2009). Fundamentals of Anatomy & Physiology.8th ed U.S.A,.Pearson. (pp. 910-915)

Meyerhardt, J.A., Catalano, P.J., Haller, D.G., Mayer, R.J., Macdonald, J.S., Benson, A.B., & Fuchs,C.S. (2003). Impact of Diabetes Mellitus on Outcomes in Patients With Colon Cancer (Impacto da Diabetes Mellitus nos Resultados de Pacientes com Cancro do Cólon). Journal of Clinical Oncology, 21,433-440 433, Recuperado de http://www .jco.ascopubs.org em 4 de julho de 2011.

Murtaugh, M.A., Ma, K.N., Sweeney, C., Caan, B.J., Slattery, M.L. (2004). Meat Consumption patterns and preparation, genetic variants of metabolic enzymes and their association with rectal cancer in men and women (Padrões e preparação do consumo de carne, variantes genéticas de enzimas metabólicas e sua associação com o cancro do reto em homens e mulheres). The Journal of Nutrition, 134,776-784.Retrieved from http://www .ncbi.nlm.nih. gov/pubmed/ 15051825

Myers, D. (2006). Como é que fumar aumenta o risco de cancro do cólon? Retirado de http://coloncancer.about.com/od/faqs/f/Smoking.htm

Myers, D. (2008). O ambiente tem impacto no risco de cancro do cólon? Retirado de http://coloncancer.about.com/od/faqs/f/Environment.htm

National cancer institute factsheet, (2009) & (2012) Retrieved from http: //www.cancer. gov/cancertopics/factsheet/prevention/physicalactivity

Instituto Nacional do Cancro. Vigilância, Epidemiologia e Resultados Finais (SEER): Recuperado de http://seer.cancer.gov/faststats/index.php. Estatísticas rápidas.

National Institutes of Health & National Heart, Lung, and Blood Institute (1998). Clinical Guidelines on the Identification, Evaluation, and Treatment of Overweight and Obesity in Adults (Diretrizes Clínicas para a Identificação, Avaliação e Tratamento do Excesso de Peso e da Obesidade em Adultos): The Evidence Report. NIH Publication No. 98-4083.Retrieved from http://www. nhlbi.nih. gov/guidelines / obesity/ ob_gdlns.pdf.

Nationalcancer instituteNCI,(2010) Retrieved from http://www. Wrongdiagnosis .com /c/colorectal/intro.htm

Neagoa, A., Molnar, A., Acalovschi, M., Seicean, A., & Serban, A. (2004). Factores de risco para o cancro colorrectal: An epidemiologic descriptive study of a series of 333 patients.Romanian Journal of Gastroenterology,13, 187-193. Obtido em http://www.jgld.ro/32004/187-193.pdf

Nevidjon, B. M., & Sowers, K. W. (2000). A nurse's guide to cancer care. Philadelphia: Lippincott.

Nilsen,T.I., & Vatten, L.J. (2001). Prospective study of colorectal cancer risk and physical activity, diabetes, blood glucose and BMI: exploring the hyperinsulinaemia hypothesis. British Journal of Cancer,84,417- 422.Retrieved from http://www.ncbi.nlm.nih.gov/pmc/articles/PMC2363734/

Nisa, H., Kono, S.,Yin, G.,Toyomura, K., Nagano, J., Ryuichi, M., Tanaka, M., Kakeji, Y., Maehara, Y., Okamura, T., Ikejiri, K., Futami, K., Maekawa, T.,Yasunami, Y.,Takenaka, K., Ichimiya, H., & Terasaka, R. (2010). Fumo de cigarros, polimorfismos genéticos e risco de cancro colorrectal: The Fukuoka ColorectalCancer Study. BMC Cancer,10, 274.doi:10.1186/1471- 2407-10-274

Norat, T., & Riboli, E. (2001). Consumo de carne e cancro colorrectal: A review of epidemiologic evidence. Nutrition Reviews ,59,37-47. Retirado de http://www.ncbi.nlm.nih.gov/pubmed/11310774

Nordqvist, C. (2011). Os doentes com diabetes têm maior risco de cancro do cólon. Jornal americano de gastroenterologia. Recuperado de http://www.medicalnewstoday .com/articles/235239.php

Noseworthy, J.H. et al. (2010). Mulheres mais velhas com diabetes enfrentam maior risco de cancro do cólon. Divisão de Gastroenterologia e Hepatologia da Clínica Mayo. Recuperado de http://www.mayoclinic.org/news2010-rst/5756.html

Nuskoa, G., Schneidered, B., Schneidered, I., Wittekinde, C., & Hahna, E.G. (2000). O uso de laxantes antranóides não é um fator de risco para a neoplasia colorrectal: resultados de um estudo prospetivo de controlo de casos.GUT, 46,651-5. Obtido em http://www .ncbi.nlm.nih.gov/pubmed/10764708

Ostrow, N. (2011). Os homens devem ser testados para o cancro do cólon numa idade mais jovem do que as mulheres. Retrieved from http://www.businessweek.com/lifestyle/men-should- be-tested-for-colon-cancer-at-younger-age-than-women-09302011.html.

Potter, J.D., Slattery, M.L., Bostick, R.M., & Gapstur, S.M. (2000). Colon cancer: a review of the epidemiology. Epidemiologic Reviews, 15,499-545. Retirado de http://www.ncbi.nlm.nih.gov/pubmed/8174669

Power, A.M., Talley, N.J., & Ford, A.C. (2013). Associação entre obstipação e cancro colorrectal: revisão sistemática e meta-análise de estudos observacionais. The American Journal of Gastroenterology,108, 894-903.Retrieved from http://www .ncbi.nlm.nih.gov/pubmed/23481143

Rapiti, E., Fioretta, G., Verkooijen, H.M., Zanetti, R., Schmidlin, F., Shubert, H.,

Merglen, A., Miralbell, R., Bouchardy, C. (2008). Aumento do risco de cancro do cólon

Cancer After External Radiation Therapy for Prostate Cancer (Cancro após Radioterapia Externa para Cancro da Próstata). *Internacional*

Journal of Cancer ,123, 1141-45. Doi: 10.1002/ijc.23601.

Robbana-Barnat, S., Rabache, M., Rialland, E., & Fradin, J. (2006). Aminas heterocíclicas: Ocorrência e prevenção em alimentos cozinhados. Environ Health Perspect,104,280-288. Recuperado de http://www .ncbi. nlm.nih. gov/pmc/articles/PMC1469314/

Samadder, N.J. (2012). O aumento do risco de cancro colorrectal estende-se a familiares de terceiro grau. American College of Gastroenterology,80,23.Retrieved from http://www.curetoday.com/index.cfm/fuseaction/news.showNewsArticle/id/5/ news_id/3576 And http://www.eurekalert.org/pub_releases/2012-10/acog- icc101912.php among Japanese . http://www.cancer.gov

Sandhu, M.S., Luben, R., & Khaw, K. (2001). Self reported non-insulin dependent diabetes, family history, and risk of prevalent colorectal cancer: Population based, cross sectional study. Journal of Epidemiology and Community Health , 55,804-805.Retrieved from http://www.ncbi.nlm.nih.gov

Sansbury, L.B., Millikan, R.C., Schroeder, J.C., Moorman, P.G., North, K.E., & Sandler, R.S. (2005) .Use of non-steroidal anti-inflammatory drugs and risk of colon cancer in a population-based ,case-control study of African Americans and whites. American journal of epidemiology,15,548- 58.Retrieved from http://www. aje.oxfordjournals.org/content/162/6/548.full.pdf

Sapaev, D.A., Navruzov, S.N., Rakhmanov, S.T., Kurbonov, O.A., Mirzakhmedov, M.M. (2009). Diagnóstico e escolha da abordagem de tratamento em pólipos cólicos e polipose.

European Medical, Health and Pharmaceutical Journal,1,46 Retrieved from http://www.health .journals.cz/

Shadman, M., Newcomb, P.A., Hampton, J.M., Wernli, K.J., & Trentham-Dietz, A. (2009). Anti-inflamatórios não esteróides e estatinas em relação ao risco de cancro colorrectal. World Journal of Gastroenterology,15, 2336-2339 doi:10.3748/wjg.15.2336

Sharpe, C.R., Siemiatycki, J.A., & Rachet, B.P. (2002). The *effects* of *smoking* on the risk of *colorectal* cancer.Diseases of the colon and rectum,45, 1041- 50.Retrieved from http://www.ncbi.nlm.nih.gov/pubmed/12195188

Shier, D., Butler, J., & Lewis, R. (2010). Hole's human anatomy & physiology .9th ed. U.S.A., McGraw Hill (pp. 723-726)

Shrubsole, M.J., Wu, H., Ness, R.M., Shyr,Y., Smalley, W.E., & Zheng,W.(2008). Consumo de álcool, consumo de cigarros e risco de pólipos adenomatosos e hiperplásicos colorrectais. American Journal of Epidemiol,167,1050-8. Retirado de http://www.ncbi.nlm.nih.gov/pubmed/18304959

Skog, K.I., Johansson, M.A., & Jagerstad, M.I. (2008). Carcinogenic heterocyclic amines in model systems and cooked foods: a review on formation, occurrence, and intake.The international journal of Food and Chemical Toxicology,36,879-96. Recuperado de http:// www.ncbi .nlm. nih.gov/pubmed/9737435

Smeltzer, S.C. (2010). Brunner & Suddarth's Textbook of Medical Surgical Nursing , 10th ed . Lippincott , Philadelphia (pp.1056- 1066,327-329,334,903904,1056-1066) .

Smeltzer, S.C., & Bare, B.G. (2010). Brunner & Suddarth's Textbook of Medical Surgical Nursing , 10th ed , Philadelphia , Lippincott (pp. 1057) .

Smeltzer, S.C., Bare, B. G., Hinkle, J.L., & Cheever, K.H. (2011). Brunner & Suddarth's Textbook of Medical Surgical Nursing , 12th ed . Lippincott , Philadelphia (pp. 1099)

Smolinska, K., & Paluszkiewicz, P. (2010). Risco de cancro colorrectal em relação à frequência e quantidade total de consumo de carne vermelha. Systematic review and meta-analysis.Archieves of medical science ,6,605-10. Recuperado de http://www .ncbi.nlm.nih.gov/pmc/articles/PMC3284078/

Snowden, R.V. (2009). O tabagismo a longo prazo aumenta o risco de cancro colorrectal. Retrieved from http://www.cancer.org/cancer/news/news/long-term-smoking- increasescolorectal-cancer-risk-study-shows

Soliman, A.S., Bondy,M.L., Levin,B., Hamza, M.R., Ismail, K., Ismail, S., Hammam ,H.M., El-Hattab, O.H., Kamal, S.M., Soliman, A.G., Dorgham,L.A., McPherson,R.S., & Beasley, R.P. (2007).Colorectal cancer in Egyptian patients under 40 years of age. Jornal Internacional do Cancro, 71, 26-30. Retirado de http://www.ncbi.nlm.nih.gov/pubmed/9096661

Stoppler, M.C. (2012).Pólipos do cólon. Recuperado de http://www.Healthwise.org

Swaminathan, K. (2009). Pathology for nurses, U.S.A , Jaypee, (pp. 162).

Tashiro, N., Budhathoki, S., Ohnaka, K.,Toyomura, K., Kono, S.,Ueki, T., Tanaka, M., Kakeji, Y., Maehara, Y., Okamura, T., Ikejiri, K., Futami, K., Maekawa, T.,Yasunami, Y., Takenaka, K., Ichimiya, H., & Terasaka, R. (2011). Prisão de ventre e risco de cancro colorrectal: o estudo do cancro colorrectal de Fukuoka. Asian Pacific Journal of Cancer Preveventíon,12, 2025-2030.Retrieved from http://www .apocpcontrol. org /paper_file /issue_abs /Volume12_No8/2025-30%20c7.29%20Tashiro.pdf

Tendolkar, V. D. (2011). Handbook of Nursing Research & Biostatistics , U.S.A, Jaypee, (pp.73-76).

Instituto Americano de Investigação do Cancro (2010).Estatísticas do cancro. Parar o cancro antes de ele começar. Recuperado de *http://www.barnesjewish.org/.../stopping- cancer-before-it-start*

Thiebaud, H.P., Knize, M.G., Kuzmicky, P.A., Hsieh, D.P., & Felton ,J.S. (2005) Airborne mutagen produced by frying beef, pork, and a soy-based food.The international journal of Food and Chemical Toxicology,33,821-8. Recuperado de http://www.ncbi.nlm.nih.gov/pubmed/7590526

Thorogood, M., Mann, J., Appleby, P., & McPherson, K. (1994). Risk of death from cancer and ischaemic heart disease in meat and non meat eaters (Risco de morte por cancro e doença cardíaca isquémica em consumidores de carne e não consumidores de carne). British Medical Journal ,308,1667. Recuperado de http:// www.ncbi. nlm.nih. gov/ pmc/ articles/PMC2541133/

Thun, M. J. (2009). O consumo de cigarros aumenta o risco de cancro colorrectal. Jornal de Epidemiologia, Biomarcadores e Prevenção do Cancro. Obtido em http://www.aacr.org/home/public--media/aacr -press -releases. aspx?d=1661

Tselepis, C. (2009). Obesidade, inflamação e metabolismo do ferro na carcinogénese colorrectal. Obtido em http:// www.wcrf.org/ cancer_facts /physical _activity _recommendations.php

Grupo de Trabalho das Estatísticas do Cancro dos Estados Unidos. Estados Unidos Atlanta (GA): Departamento de Saúde e Serviços Humanos, Centros de Controlo e Prevenção de Doenças e Instituto Nacional do Cancro; 2010. Recuperado de http://www.cdc.gov/uscs.

Varricchio, C. G. (2004). A cancer source book for nurses. 8th ed, E.U.A., Jones and Bartlett (pp.38-39).

Watson, R. (2006). Anatomia e fisiologia para enfermeiros, 12th ed, Índia, Elsevier

(pp.298-299)

Weiderpass, E. (2010). Lifestyle and Cancer Risk (Estilo de vida e risco de cancro), Journal of Preventive Medicine and Public Health, 43, 459-471 doi: 10.3961/jpmph.2010.43.6.459

Weinberg, D. S., Newschaffer, C. J., & Topham, A. (1999). Risk for Colorectal Cancer after Gynecologic Cancer (Risco de Cancro Colorrectal após Cancro Ginecológico). *Annals of Internal Medicine*, 131, 189-193. doi:10.7326/0003-4819-131-3-199908030-00005

Relatório da OMS sobre a situação mundial das doenças não transmissíveis (2010). **Quase um terço dos adultos não são fisicamente activos o suficiente em todo o mundo.** Retirado de http:// www. wcrf. org/cancer _facts/physical_ activity_recommendations.php

Fundo Mundial de Investigação do Cancro/Instituto Americano de Investigação do Cancro. (2007). Food, nutrition, physical activity, and the prevention of cancer: a globalperspective. Obtido em http:// *eprints.ucl.ac.uk/4841/1/4841. pdf*

Orientações Práticas da Organização Mundial de Gastroenterologia/Aliança Internacional do Cancro Digestivo: Rastreio do cancro colorrectal 2007

Organização Mundial de Saúde (2006). Base de dados global sobre o Índice de Massa Corporal. Obtido em http://apps *.who.int/bmi/index .jsp ?introPage=intro_3.htm*

Yang, Y. X., Hennessy, S., & Lewis, J. D. (2004). Insulin therapy and colorectal cancer risk among type 2 diabetes mellitus patients. Gastroenterology, 127, 1044-1050, Retrieved from http://www.ncbi.nlm.nih.gov/pubmed

Zeeneldin, A.A., Saber, M.M., SeifEl-din, I.A., & Frag, S.A. (2012). Carcinoma colorrectal no distrito de gharbiah, Egito: Comparação entre idosos e não idosos. Journal of Solid Tumors, 2. Obtido em http://www. sciedu. ca/journal/ index.php /jst/article/.../733

Universidade do Cairo
Faculdade de Enfermagem
Departamento de Enfermagem Médico-Cirúrgica
Factores que afectam a incidência do cancro colorrectal na Universidade de El Manial Hospital
Apêndice A

استبيان حول العوامل المؤثره فى معدل الاصابة بسرطان القولون والمستقيم بمستشفى المنيل الجامعى

الجزء الاول:- المعلومات الديموجرافية

كود المريض:(   )

1- 1 السن: 20 :39 ( )   - 40 :59 ()   - من 60:79 ( )   -اعلى من 80 ( )

2-1 الجنس: ذكر ( ) انثى ( )

3-1 محل الاقامة: ريف ( )   مدن ( )

4-1 التعليم: لا يقرأ ولايكتب ( ) يقرأ ويكتب ( ) تعليم ابتدائى / ثانوى ( ) تعليم جامعى ( )

1 - 5الوظيفة: اعمال مكتبيه ( ) اعمال حرفيه ( ) اخرى (..............)

1 - 6التشخيص: ورم قولون ( ) ورم مستقيم ( )

الجزء الثانى2-1:- عوامل الخطورة

القسم الأول :- الأعراض والشكاوى المتكررة الخاصه بالجهاز الهضمى (فترة ماقبل التشخيص الحالى)

هل عانيت من مشاكل بالبطن مثل:

- آلم بالبطن   نعم ☐   لا ☐
- فى حالة نعم منذ متى؟...
- غازات مستمره بالبطن   نعم ☐   لا ☐
- فى حالة نعم منذ متى؟...
- الرغبه المستمره فى التبرز   نعم ☐   لا ☐
- فى حالة نعم منذ متى؟...
- اسهال مزمن   نعم ☐   لا ☐
- فى حالة نعم منذ متى؟...

هل عانيت من مشاكل بالشرج مثل:

- ظهور قرح حول فتحة الشرج؟   نعم ☐   لا☐
- خروج افرازات من فتحة الشرج ؟   نعم ☐   لا☐
- شرخ بفتحة الشرج ؟   نعم ☐   لا ☐
- بواسير ؟   نعم ☐   لا ☐
- امساك مزمن؟   نعم ☐   لا☐

عدد مرات التبرز؟...

المدة:...

هل سبق وعانيت من نزيف شرجى؟   نعم ☐   لا☐

هل كان اللون: أحمر فاتح ☐

أحمر غامق ☐
أسود ☐

- هل عانيت من فقدان فى الوزن بدون اتباع حميه؟ نعم ☐ لا☐

وما الاجراءات التى اتبعتها؟

☐ استشارة طبيب ☐ لاشىء ☐ اخرى وتذكر ....

القسم الثانى:- التاريخ المرضى

هل تعانى من مرض السكر ؟ نعم ☐ لا☐

فى حالة نعم: النوع الاول ☐ النوع الثانى ☐

ومنذ متى تعانى منه؟ ....

هل تعانى من مشاكل بالخصيه؟

نعم ☐ (اذكر نوع المشكله) لا☐

....

هل تعانى من مشاكل بالرحم؟

نعم ☐ (اذكر نوع المشكله) لا☐

....

هل اصبت بامراض بالثدى؟

نعم ☐ (اذكرى نوع المشكله) لا☐

....

الفحوصات التشخيصية السابقه

- هل قمت بعمل منظار قولون من قبل؟ نعم ☐ لا ☐
- هل قمت بعمل منظار شرجى من قبل؟ نعم ☐ لا ☐

القسم الثالث:- التعرض لأجراء عمليه جراحيه

- هل اجريت لك اى جراحه ؟ نعم ☐ لا ☐

فى حالة نعم (ما نوع الجراحه؟)

☐ استئصال المراره
☐استئصال الغده الدرقيه
☐استئصال البروستاتا
☐ استئصال جزء من المعده
☐ اخرى وتذكر.............................

القسم الرابع:-التاريخ العائلى

- هل يوجد احد بالعائله يعانى او يشكو من اضطرابات بالقولون ؟ نعم ☐ لا ☐

مثل: التهابات مزمنه بالقولون ( ) قام بعمل منظار قولون ( )
زوائد بالقولون ( ) اجريت له جراحه تحويل مجرى البراز ( )

- اجريت له جراحه استئصال جزء من القولون ( )

هل يوجد احد بالعائله يعانى او يشكو من اضطرابات بالشرج؟ نعم ☐ لا ☐

مثل:..

.

- كم عدد هؤلاء الافراد؟
واحد ☐ اثنين ☐ ثلاثه او اكثر ☐
- وما هى صلة القرابه؟
☐ قرابه من الدرجه الاولى (الجد اوالجدة -الاب - الام- الاخوه –الابناء)
☐ قرابه من الدرجه الثانيه
- وكم كان عمر كلا منهم عند حدوث الأصابه؟
قبل سن الخمسين ☐ بعد سن الخمسين ☐

القسم الخامس:-التاريخ الدوائى و العلاجى:
هل تتناول أدويه مثل:
الأسبرين أو مشتقاته بصفة منتظمه (على الاقل ثلاث مرات اسبوعيا) ؟ نعم ☐ (اذكرها) لا☐
ملينات لتسهيل التبرز؟ نعم ☐ لا☐
مضادات الأكتئاب؟ نعم ☐ لا☐
مضادات أرتفاع ضغط الدم ؟ نعم ☐
لا☐
هل تعرضت لعلاج أشعاعى ؟ نعم ☐ (اذكر نوع المشكله)
لا☐
بالنسبه للمرضى الاناث
هل تعاطيت ادوية:
لمنع الحمل ؟ نعم ☐ (اذكرى الفتره) لا☐
للانجاب ؟ نعم ☐ (اذكرى الفترة) لا☐
لعلاج مشاكل الدوره الشهريه ؟ نعم ☐ (اذكرى الفتره) لا☐
هرمونات تعويضيه بعد انقطاع الطمث؟ نعم ☐ لا☐
القسم السادس:- التعرض للاشعاعات والملوثات البيئيه والتدخين
هل تعمل او تسكن بالقرب من مصدر اشعاعى ؟
نعم ☐ لا☐
اذكر نوعه و مدة التعرض...
هل تتعرض لأستنشاق او ملامسة مبيدات الأعشاب او مبيدات الحشرات؟
نعم ☐ لا☐
أذكرمدة التعرض...
ما هو مصدر المياه فى منطقة سكنك ؟ ....
هل أنت مدخن؟ نعم ☐ لا☐
فى حالة نعم منذ متى ....
هل توقفت عن التدخين نعم ☐ لا☐
فى حالة نعم منذ متى ....

متوسط عدد السجائر فى اليوم:
أقل من علبه ☐ علبه واحدة ☐
علبتين ☐ ثلاثه او اكثر ☐
هل تتعرض لأستنشاق دخان السجائر فى المنزل أو فى العمل؟(تدخين سلبى) نعم ☐ لا☐

منذ متى ....

هل تمارس اى نوع من الرياضات؟ نعم ☐ لا☐

القسم السابع:- القياسات الانثروبومتريه

الوزن المعتاد: -- كجم

الوزن الحالى: -- كجم

الطول: --- سم

كتلة الجسم: --

القسم الثامن:- عادات غذاء المريض

ما عدد الوجبات اليوميه التى تتناولها؟

وجبه واحدة ☐ وجبتان ☐ ثلاث وجبات ☐ اكثر ☐

هل تحافظ على تناول الوجبات اليوميه فى اوقات ثابته الى حد ما؟

نعم ☐ لا☐

بالنسبه لتناول البروتين الحيوانى

هل تتناول الاطعمه الغنيه بالبروتين الحيوانى؟

نعم ☐ لا☐

كم مره تتناول اللحوم الحمراء فى الاسبوع؟

مره ☐ أثنين ☐ ثلاثه ☐ اكثر☐

هل تتناول احد الاطعمه التاليه (يمكن اختيار اكثر من نوع مع ذكر كم مره فى الاسبوع):-

الجلد فى الدواجن ☐...

الدهون فى اللحوم ☐ ....

اللحوم المشويه ☐...

الالبان عالية الدسم ☐ ....

الجبن الدسم (الرومى – الفلامنك – النستو – الجبن المطبوخ)☐..

هل تتناول وجبات سريعه ؟ نعم ☐ لا☐

نعم مثل:

(سندوتش الشاورمه ،الكبدة ، الكفته، كنتاكى البرجر،الهمبرجر،اخرى وتذكر..............)

فى حالة نعم يوميا ☐ اسبوعيا ☐ شهريا ☐

ما نوع زيت الطهى الذى تستخدمه؟ زيوت نباتيه ☐ سمن بلدى ☐

دهون حيوانيه ☐ سمن صناعى ☐ اخرى ☐

هل تتناول الشطه فى معظم ايام الأسبوع؟ نعم ☐ لا ☐

ما نوع الخبز الذى تتناوله؟ ابيض ☐ بلدى ☐

2-2 – يسأل المريض عن شكل البراز طبقا للصوره الموضحه امامه:

	براز جاف فى صورة أجزاء صغيرة منفصلة ☐

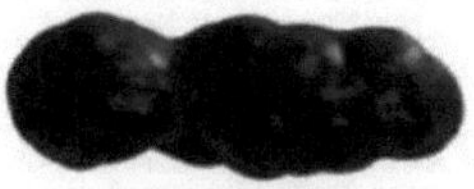	براز شبيه بالسجق ولكنه على هيئة كتل ضخمة □
	براز شبيه بالسجق ولكن مع وجود تشققات واضحة بسطحة □
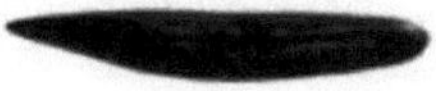	براز شبيه بالسجق أو الثعبان ويتميز بالطراوة الخفيفة وأستواء السطح وله قوام مميز وبداية ونهاية مستوية □
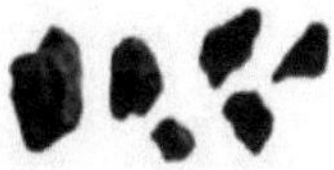	براز لين يشكل نقط بحواف واضحه وينتقل بسهوله عن طريق الجهاز الهضمى
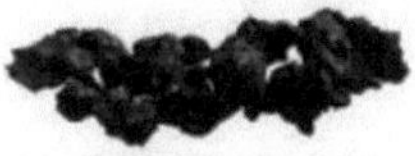	براز طرى يكون قطع رقيقه مع حواف خشنه □
	براز مائى غير متماسك القوام □

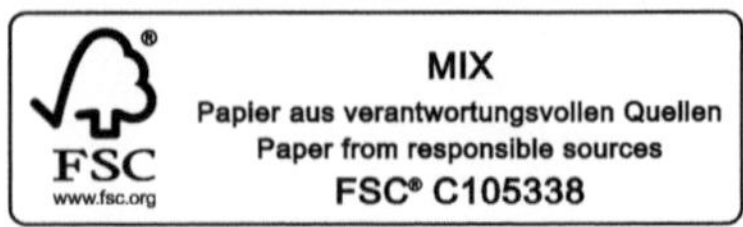

Printed by Books on Demand GmbH, Norderstedt / Germany